AYUDA Y ESPERANZA

FRENTE A LOS DESAFÍOS DE LA

DEMENCIA

AYUDA Y ESPERANZA
FRENTE A LOS DESAFÍOS DE LA
DEMENCIA

John Dunlop, MD

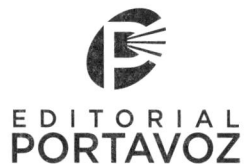

Editorial
PORTAVOZ

La misión de *Editorial Portavoz* consiste en proporcionar productos de calidad —con integridad y excelencia—, desde una perspectiva bíblica y confiable, que animen a las personas a conocer y servir a Jesucristo.

Título del original: *Finding Grace in the Face of Dementia*, © 2017 por John Dunlop y publicado por Crossway, un ministerio editorial de Good News Publishers, Wheaton, Illinois 60187. Todos los derechos reservados.

Edición en castellano: *Ayuda y esperanza frente a los desafíos de la demencia* © 2019 por Editorial Portavoz, filial de Kregel Inc., Grand Rapids, Michigan 49505. Publicado por acuerdo con Crossway. Todos los derechos reservados.

Traducción: Daniel Menezo

Ninguna parte de esta publicación podrá ser reproducida, almacenada en un sistema de recuperación de datos, o transmitida en cualquier forma o por cualquier medio, sea electrónico, mecánico, fotocopia, grabación o cualquier otro, sin el permiso escrito previo de los editores, con la excepción de citas breves o reseñas.

A menos que se indique lo contrario, todas las citas bíblicas han sido tomadas de la versión Reina-Valera © 1960 Sociedades Bíblicas en América Latina; © renovado 1988 Sociedades Bíblicas Unidas. Utilizado con permiso. Reina-Valera 1960™ es una marca registrada de American Bible Society, y puede ser usada solamente bajo licencia.

El texto bíblico indicado con «NBLH» ha sido tomado de la Nueva Biblia Latinoamericana de Hoy, © 2005 por The Lockman Foundation. Todos los derechos reservados.

El texto bíblico indicado con «NVI» ha sido tomado de *La Santa Biblia, Nueva Versión Internacional*®, copyright © 1999 por Biblica, Inc.® Todos los derechos reservados.

El texto bíblico indicado con «NTV» ha sido tomado de la *Santa Biblia*, Nueva Traducción Viviente, © Tyndale House Foundation, 2010. Usado con permiso de Tyndale House Publishers, Inc., 351 Executive Dr., Carol Stream, IL 60188, Estados Unidos de América. Todos los derechos reservados.

EDITORIAL PORTAVOZ
2450 Oak Industrial Drive NE
Grand Rapids, MI 49505 USA
Visítenos en: www.portavoz.com

ISBN 978-0-8254-5872-9 (rústica)
ISBN 978-0-8254-6762-1 (Kindle)
ISBN 978-0-8254-7583-2 (epub)

1 2 3 4 5 edición / año 28 27 26 25 24 23 22 21 20 19

Impreso en los Estados Unidos de América
Printed in the United States of America

«Este libro ofrece una ayuda y una esperanza que necesitan los que tienen un ser querido que padece demencia. La formación de John Dunlop como médico, junto con su comprensión de lo que dice la Biblia sobre nuestros cuerpos y nuestras almas, le proporciona una perspectiva única desde la que abordar este tema tan importante».
Dennis Rainey, presidente de FamilyLife

«Encontrar un libro como este viene a ser como descubrir un tesoro maravilloso. John Dunlop ha aprovechado sus décadas de experiencia como geriatra, hijo de una madre con demencia, experto en bioética y miembro activo de una iglesia para ayudarnos a encontrarle sentido a un trastorno que parece arrebatar a las personas hasta el último ápice de su dignidad. Dunlop se fundamenta en la gloriosa verdad bíblica de que toda persona es una criatura a imagen de Dios para demostrar que esa dignidad no se pierde incluso cuando sobreviene la demencia. Las personas que la padecen o que corren el riesgo de padecerla, así como sus familiares, sus amigos y sus cuidadores (en otras palabras, prácticamente todo el mundo) encontrarán en este libro la gracia que necesitan para superar los retos que plantea esta dolencia».
John Kilner, profesor de Bioética y Cultura Contemporánea, Trinity International University; autor de *Why People Matter* y de *Dignity and Destiny*

«Hace casi treinta años, mi madre murió a consecuencia de complicaciones derivadas de los nueve años durante los que padeció Alzheimer. Durante esos nueve años leí varios libros útiles que describían las etapas de la enfermedad, qué esperar y cómo reaccionar. Hoy día podemos encontrar estos recursos en la Internet, pero no hay algo parecido al libro de John Dunlop sobre la demencia. Combina las décadas que ha pasado como geriatra y como devoto cristiano para ayudar a otros creyentes a comprender la demencia: qué significa, cómo confiar en Dios cuando percibimos sus primeros síntomas (en nosotros mismos o en amigos y parientes), y, sí, también cómo Dios se glorifica y ofrece fortaleza a su pueblo justo en medio de esa enfermedad espantosa y destructiva. Este libro te ayudará a ser un cuidador mejor; y, lo que es más importante, te ayudará a convertirte en un cristiano más maduro y reflexivo. Es posible que incluso te ayude a ser mejor paciente».
D. A. Carson, profesor investigador del Nuevo Testamento, Trinity Evangelical Divinity School; cofundador de The Gospel Coalition (Coalición por el Evangelio)

«Mi suegro vivió con nosotros durante los ocho años que padeció Alzheimer. En mi calidad de médico, he cuidado de pacientes con demencia, pero en aquel momento tuve que convivir con la enfermedad. La mejor manera de ayudar a un amigo o a un familiar que padece esta dolencia es regalarle un ejemplar de este libro. Constituye un recurso de incalculable valor».

David Stevens, director ejecutivo de Christian Medical & Dental Associations

«*Ayuda y esperanza frente a los desafíos de la demencia* es un libro tremendamente útil sobre un fenómeno que cada día es más habitual. Aprovechando su condición de geriatra y su experiencia como cuidador de sus padres, que padecieron demencia, John Dunlop escribe para los que luchan con esta dolencia, para los cuidadores y para los miembros del cuerpo de Cristo que anhelan apoyar a otros y amarlos en esas circunstancias tan difíciles. Este libro abarca de una manera tan útil como comprensible todas las facetas de la enfermedad, desde los puntos de vista médico, teológico, práctico y experiencial. El autor, que combina un cariño compasivo con un realismo sobrio, la angustia y el lamento que son necesarios y la confianza última en el amor y la gracia de Dios, anima y fortalece a quienes padecen demencia y a quienes les cuidan. Este libro encaja con la experiencia que tuve con mi propia madre, que padeció demencia durante veinte años. Ojalá muchos otros puedan emplear con poder este recurso tan necesario en los días venideros».

Steven C. Roy, profesor adjunto de Teología Pastoral, Trinity Evangelical Divinity School

«Es posible que la demencia sea el diagnóstico más temido en el mundo occidental, y este libro supone una contribución oportuna a una comunidad que precisa formación y ánimo. Dunlop no endulza los retos que plantea la demencia, pero nos toma de la mano y nos conduce con empatía por los diversos aspectos de la enfermedad. La amplia experiencia de Dunlop le permite ofrecer una sabiduría práctica y espiritual a quienes transitan por este camino. Lo recomiendo encarecidamente como guía».

Megan Best, asistente de cuidados paliativos y bioética

Dedicado a quienes
desean amar y cuidar
a personas con demencia
en maneras que honren a Dios.

Contenido

Introducción 11
1 Dios y la demencia 23
2 ¿Qué debemos saber sobre la demencia? 31
3 ¿Cómo se diagnostica? 41
4 ¿Se puede prevenir o tratar la demencia? 55
5 ¿Cómo se siente quien padece demencia? 64
6 La experiencia del cuidador 75
7 Ayuda para cuidadores 86
8 ¿Cómo podemos honrar a Dios mediante la demencia? 105
9 Respetar la dignidad de quienes padecen demencia 116
10 Satisfacer las necesidades de los afectados por la demencia .. 129
11 ¿Qué debe hacer la iglesia? 142
12 Crecimiento mediante la experiencia de la demencia 156
13 Cuestiones relativas al final de la vida 168

Agradecimientos 187
Apéndice: Carta a mi familia 189
Lecturas recomendadas 193
Índice general 199

Introducción

La demencia, la dignidad y la honra de Dios... Crees que estoy bromeando, ¿no? Es probable que nunca hayas encontrado estos tres conceptos en la misma frase. ¿Cómo se puede dignificar una tragedia como es la demencia, y cómo es posible honrar a Dios por medio de ella?

Como seguidores de Jesucristo, debemos querer honrar a Dios en todas las cosas, de manera que esto incluye las tragedias de la vida, incluso la demencia. Hace muchos años, cuando empecé a plantearme estas cuestiones, estaba hablando con un amigo sobre un ensayo que yo quería escribir acerca de cómo la demencia puede honrar a Dios. Recuerdo que le dije que no sabía qué iba a decir, pero que sería un trabajo muy breve. Pero la cuestión es que, a medida que iba profundizando, era más consciente de que existen muchas maneras en las que Dios, en su gracia, puede usar la tragedia de la demencia para su honra. Aquel ensayo breve se ha convertido en este libro.

Una y otra vez he visto cómo Dios recibe honra cuando otros respetan la dignidad inherente de las personas que padecen demencia. Esto es así porque la dignidad de toda persona, incluso de las víctimas de la demencia, hunde sus raíces nada menos que en el hecho de que esas personas fueron creadas a imagen de Dios. La demencia es una enfermedad frecuente en nuestros días, y cada vez lo será más en el futuro. Si queremos ser fieles a nuestro Señor Jesucristo hemos de aprender a respetar la dignidad de los que padecen este trastorno y, a lo largo de ese proceso, honrar a Dios.

Desde el principio debemos tener un concepto similar de la dignidad, dado que este término posee una amplia variedad de significados. Algunos definen la *dignidad* como un elemento intrínseco a nuestra condición humana. Otros la conciben como la reputación de un individuo, y otros la consideran la capacidad que tiene una persona de respetarse a sí misma y de tener el control de su vida. Cuando se usa en relación con el final de la vida, muchos usan el sustantivo *dignidad* para referirse a la ausencia de sufrimiento y de la dependencia de otros. Lo que tengo en mente no es ninguno de estos sentidos. Las Escrituras enseñan que todos los seres humanos son creados a imagen de Dios, lo cual los distingue del resto de la creación. Dios ama a los seres humanos hasta el punto de que su Hijo murió para que todos los que creen en Él disfruten de su presencia eternamente. Estos dos hechos imparten una dignidad que no se fundamenta en quiénes son esas personas o en lo que pueden conseguir, sino solo en el propio Dios. Es cierto de todas las personas, incluso aquellas que padecen una demencia extrema. Ahora bien, además de esa dignidad común que Dios nos ofrece a todos, puede haber otras fuentes de dignidad que varían entre una y otra persona. Algunas pueden tener un carácter más digno, y otras adquieren dignidad por medio de sus logros, pero estos generadores de dignidad se añaden a la dignidad inherente que ellas tienen y que Dios les ha dado.

A medida que leas verás que nunca me refiero a los afectados de demencia como «los dementes». ¡No! Siempre hablo de ellos como «personas con demencia». No quiero pensar jamás en la demencia como algo que, de alguna manera, define quiénes son esas personas. Son, antes que nada y sobre todo, personas, aunque se vean afectadas por la temible enfermedad llamada «demencia».

El bueno, el malo y el feo

La demencia se puede experimentar de muchas maneras. Solo para demostrarlo, compartiré contigo tres historias sacadas de mi experiencia directa. Verás que representan al bueno, al malo y al feo.

Jésica ilustra al bueno. A los 86 años, seguía siendo el alma de las fiestas. Después de pasar décadas en el campo misionero, desarrolló demencia, fue sumiéndose cada vez más en la confusión, y ya no pudo seguir viviendo junto a su esposo. Cuando la visitaba en el hogar de ancianos, la encontraba siempre sin excepción sentada con un grupo de amigos, a quienes contaba animadas anécdotas de su vida en el Congo. Llegaba a la divertida conclusión del relato y, dándose una palmada en la pierna, prorrumpía en carcajadas contagiosas. Sus amigos, reunidos en torno a ella, se lo pasaban en grande. Ahora bien, ¿pasaba algo porque Jésica contase las mismas tres anécdotas una y otra vez? ¡Sus amigos dirían que no! Disfrutaban de ellas en el momento, a pesar de que luego no las recordasen. Ella era feliz, desempeñaba un papel importante en las vidas de otros, y le gustaba hablar de su Señor y de las cosas que ella le había visto hacer. Lamentablemente, el caso de Jésica no es típico, pero sí nos muestra una faceta «buena» de la demencia.

El aspecto malo se aprecia en la experiencia de mi madre. Mamá era una de las personas más cariñosas que he conocido. Se quedó viuda a los 80 años, y durante muchos años siguió viviendo sola en una vivienda adaptada para ancianos. La gente solía invitarla regularmente a almorzar con ellos, porque les encantaba su espíritu apacible y su actitud alegre. Tenía un verdadero ministerio para los moribundos y, turnándose con otros residentes, iba a sentarse con los que agonizaban en la enfermería de la residencia, y les cantaba suavemente los himnos que más les gustaban. Sin embargo, poco a poco empezó a perder algunas de sus capacidades. Provocó varios incendios sin importancia por olvidarse de apagar la estufa, y algunas veces se perdió al regresar a su apartamento. La administración nos comunicó a nosotros, sus hijos, que ya era hora de trasladarla al sector de la residencia para los afectados de demencia. Después de orar juntos, nos reunimos con ella para consultarle el traslado. Aunque habíamos previsto que se resistiría, nos sentimos encantados cuando se mostró amablemente dispuesta a mudarse. A lo largo del año que pasó allí cada vez fue olvidando más cosas, se sentía confusa y a menudo agitada. Una vez golpeó a otro residente, lo cual era totalmente impropio del carácter de mi madre. Entonces la trasladaron al ala de enfermería, donde se fue volviendo más y más escandalosa y en ocasiones agresiva. Normalmente se mostraba agradable con nosotros, pero era evidente que su personalidad había cambiado. Al final, no lograba reconocernos como sus hijos, aunque parecía saber que la amábamos. Me siento mal por tener que incluir la historia de mi madre en la categoría de «mala», pero dista mucho de ser un caso aislado, dado que la mayoría de los pacientes con demencia cae en esta categoría en determinado momento.

Cuando pienso en el lado «feo» de la demencia, me viene a la mente Jaime. Había sido el «director ejecutivo» de su familia. Criado por un padre dominante, trágicamente supo seguir muy bien su ejemplo. En sus cincuenta años de casado, él y su esposa tuvieron tres hijas. Ellas eran su orgullo y su alegría, mientras que ellas, a su vez, le amaban profundamente. Pero Jaime estaba al mando, y no dejaba que nadie lo dudase. Cuando ya había sobrepasado los setenta años de edad se volvió cada vez más olvidadizo y confuso. No quiso reconocer que no estaba bien y siguió insistiendo en ser el jefe. Se despertaba a las tres de la mañana e insistía en que su esposa, que estaba discapacitada, le preparase el desayuno. Como ella no podía hacerlo, telefoneaba a una de sus hijas, que vivía cerca. Ella obedecía amablemente y le cocinaba los huevos como él se los hubiera pedido, pero entonces Jaime se ponía hecho una furia porque pensaba que le había pedido tostadas. Su hija acababa llorando. Estas cosas empezaron a suceder con demasiada frecuencia, hasta que, al final, la familia, desesperada, tuvo que disponer que Jaime fuera ingresado en una residencia para afectados por la demencia. El caso de Jaime fue «feo» y, aunque no es tan frecuente, tampoco es inusual.

Sí, la demencia viene en todas las formas y tamaños. Pero ¿qué queremos decir exactamente con *demencia*? En su sentido más sencillo, *demencia* es una palabra compuesta. El prefijo *de-* significa «privación de», y *mente* viene de la misma raíz que *mental*, de forma que, literalmente, *demencia* significa «menos cerebro». El término *demencia* ya no está de moda. Ahora es más correcto referirse a este problema como *trastorno neurocognitivo grave*. Dado que es un nombre largo y no todo el mundo lo entiende, seguiré usando el sustantivo *demencia*.

A menudo se confunde la demencia con la enfermedad de Alzheimer. La demencia es una categoría más amplia, de la que el Alzheimer constituye cerca del 70 por ciento. En este libro normalmente hablaré de la demencia, en lugar de limitar mis comentarios a la enfermedad de Alzheimer. Además, hay otros tipos de demencia, como verás en capítulos posteriores. También quiero comentar que aunque este libro se centra en las demencias que se asocian típicamente con las últimas etapas de la vida, los principios que comparto son aplicables a todas las personas afectadas por una limitación cognitiva en cualquier etapa de la vida, incluso a aquellas que son jóvenes y que tienen trastornos de desarrollo intelectual (lo que antes se llamaba «retraso mental») y a quienes han padecido lesiones cerebrales.

Los retos de la demencia

Los años de la ancianidad pueden presentar muchos retos. «La ancianidad no es para cobardes», como me decía una de mis pacientes con demencia cada vez que nos reuníamos. Cada vez que me lo decía se echaba a reír, pensando que era la primera vez que usaba esa frase. El apóstol Pablo lo expresaba de otro modo: «Es necesario que a través de muchas tribulaciones entremos en el reino de Dios» (Hch. 14:22). A menudo hablo de las cuatro «D» de nuestros últimos años: la depresión, la disfunción, la demencia y el deceso. Cualquiera de ellas puede resultar difícil, pero para muchos la demencia supone el reto más insalvable. Puede ser una tragedia descomunal no solo para el paciente, sino, quizá incluso más, para quienes le aman y le cuidan. La demencia puede desarrollarse durante más de veinte años antes de conducir a la muerte, e incluso entonces puede dejar unos recuerdos espantosos para los supervivientes. Es aun más trágica, como veremos, porque, aunque hay muchas maneras de mejorar la calidad de vida de los enfermos de demencia, actualmente no existe ninguna cura.

Me inquieta ver cómo muchas personas temen contraer demencia, incluso más de lo que temen al cáncer o a la muerte. Este miedo nace de, al menos, dos motivos. Primero, muchos han tenido malas experiencias con los pacientes de demencia, y no quieren sucumbir a la misma enfermedad. Segundo, y en un nivel más fundamental, la demencia constituye una amenaza para los valores básicos de la cultura occidental. La sociedad valora la juventud, la inteligencia, la independencia y el control. Nos sentimos tentados a identificar nuestro valor individual con nuestro cociente de inteligencia y con nuestra capacidad de hacer cosas. Es probable que la demencia amenace ambas facetas. Una de las lecciones que podemos aprender de los afectados por la demencia es que el valor puede radicar en otras facetas que no son nuestra capacidad cognitiva y nuestra utilidad. A medida que avancemos por este libro veremos que tiene gran valor el hecho de que las personas con demencia todavía tienen sentimientos y son capaces de mantener relaciones con otros. Aún es más valioso el hecho de que esas personas, creadas a la imagen de Dios y amadas por Él, poseen una dignidad inherente. La experiencia de la demencia puede ayudarnos a aprender cuál es nuestro verdadero valor, y aceptar esto puede conseguir que la posibilidad de sucumbir a la demencia sea menos amedrentadora e inquietante.

Por último, la demencia es un reto porque es muy frecuente y cada vez lo será más. Mientras escribo estas líneas hay más de seis millones de estadounidenses que padecen demencia. En términos generales, un cinco por ciento de estadounidenses padece demencia a la edad de 65 años, y esta cifra se duplicará más o menos cada siete años. Si hacemos el cálculo veremos que, a los noventa años, casi la mitad padecerá alguna forma de demencia. Afortunadamente, el ritmo del agravamiento de la enfermedad comienza a decrecer en esa etapa de la vida. Estas cifras significan que un tercio de los ancianos fallecerá padeciendo alguna forma de esta enfermedad, pero no necesariamente debido a ella. En parte esto es consecuencia de las maravillosas tecnologías de prolongación de la vida y de los estilos de vida más saludables de los que disponemos ahora. Sin duda, es un mal resultado por un buen motivo. La demencia tiene un gran impacto económico: se calcula que el coste total de la demencia para nuestro país es de aproximadamente 220 mil millones de dólares anuales. Es una cifra impresionante, dado que supone casi la mitad de todo el dinero invertido en la enseñanza pública. La demencia cada vez será un problema mayor para la sociedad en general, pero también para la iglesia de Jesucristo, que tendrá que desempeñar un mayor papel en el cuidado de los que la padezcan.

Mi interés por la demencia

Este libro nace de muchas de mis propias pasiones. La primera es mi confianza en Dios y mi amor por Él y su Palabra, la Biblia. En ella aprendo que Dios es bueno, amante y todopoderoso. Los retos difíciles de la vida no suceden por accidente. ¡No! Nuestro Dios soberano los introduce en nuestra vida con un propósito. Durante todos los años en que he sido testigo de la demencia, no he conseguido encontrarle ningún propósito, pero aun así creo que tengo la responsabilidad de investigar cuál puede ser el motivo de Dios. Este libro constituye mi intento de explorar los posibles motivos que tiene Dios al permitir una enfermedad tan horrible. Pero incluso cuando no lo entiendo del todo, he aprendido que puedo confiar en Él. En última instancia, mi confianza en Dios no se basa en lo bien que me vaya la vida o en si tengo comodidades o si soy feliz. Dios ya ha manifestado su amor por mí al entrar en este mundo de maldad en la persona de Jesús, muriendo en la cruz y demostrando su poder sobre la vida y la muerte al resucitar de entre los muertos. Sin duda, un Dios que me ha amado hasta tal punto es digno de confianza incluso cuando llegan los retos de la demencia, tanto si entiendo su propósito como si no.

Segundo, me encantan tanto la ciencia de la medicina como las maravillosas relaciones que he disfrutado durante mi carrera como geriatra. Buena parte de mi trabajo ha consistido en ayudar a los pacientes que padecen demencia y a sus familias. El trabajo no es siempre agradable, porque regularmente soy testigo de su frustración y de su rabia. He hecho lo posible para estar al día de las investigaciones sobre la demencia y para aplicar ese conocimiento a mi tratamiento de los pacientes, incluso la prescripción de los fármacos más nuevos, aunque me frustra ver los escasos efectos que tienen. Muchos piensan que, aparte de utilizar esos medicamentos, poco más se puede hacer para aliviar el sufrimiento. Sin embargo, esto no es así. Otros profesionales y yo nos hemos dado cuenta de que para tratar la demencia hay algo más importante que dispensar medicamentos: es tratar a sus víctimas con respeto y con dignidad. Por este motivo, uno de mis objetivos es ayudar a los cuidadores a saber cómo honrar a Dios cuando se relacionen con los pacientes.

El tercer motivo es personal. Tengo una fuerte predisposición genética a la demencia, y es muy posible que algún día me vea afectado por ella. Hace poco bromeaba con unos amigos diciéndoles que quería escribir este libro poco antes de que se convierta en una autobiografía.

¿Hay una manera cristiana de abordar la demencia?

Jesucristo nos dio un ejemplo magnífico de cómo amar de verdad a otros. Además, la Biblia contiene muchos principios útiles para cuidar a los afectados por la demencia. ¿Significa esto que existe un enfoque distintivamente cristiano para el tratamiento de la demencia? ¡Por supuesto que no! Pero hay maneras correctas de hacerlo y maneras incorrectas. Me resulta curiosa la frecuencia con la que la forma correcta de actuar es coherente con los valores judeocristianos tradicionales, revelados en las Escrituras e ilustrados por Cristo. Conozco a cuidadores excelentes, tanto profesionales como legos, que hacen un trabajo magnífico pero que tienen escaso conocimiento de Jesús. La mayoría de los expertos en este campo, que ofrecen consejos profundamente sabios, no afirman ser cristianos ni proporcionan ningún fundamento bíblico para su trabajo.

A pesar de que no siempre existe una diferencia significativa entre los enfoques de los cuidadores cristianos y los no cristianos, puede existir una enorme diferencia en el motivo por el que siguen esos enfoques y en los recursos de que disponen para hacerlo bien. La asistencia distintivamente cristiana nace de un amor altruista hacia los necesitados, no de una sensación de obligación o del deseo de recibir méritos. Una de las cosas que pido más frecuentemente en oración es servir a mis pacientes partiendo de la plenitud que me otorga saber lo mucho que me ama Dios y lo mucho que me ha dado. Me asusta la posibilidad de intentar complacer a las personas para sentirme bien conmigo mismo o para recibir su aprecio y su alabanza.

Además, los cristianos disponen de recursos únicos que les pueden ayudar, incluso la sabiduría y el amor de Dios que proceden de la presencia del Espíritu Santo que vive en nosotros, la capacidad de orar pidiendo el consuelo y la ayuda de Dios, y un cuerpo eclesial dispuesto a hacer su parte para respaldarles. Quizá, por encima de todo, los cuidadores que descansan en Dios pueden apreciar el hecho de que también ellos tienen un Cuidador en el cielo, que es el Señor Jesús.

Acerca de *Ayuda y esperanza frente a los desafíos de la demencia*

Cuando reflexionamos sobre cómo se puede honrar a Dios en medio de la demencia e incluso por medio de ella, surgen determinadas preguntas, cuyas respuestas están repartidas por las páginas de este libro. Entre ellas figuran:

- ¿Consideramos que las personas con demencia son personas completas, o su condición de persona se reduce a la par que su capacidad cognitiva?
- ¿Cómo es posible que un Dios bueno y poderoso permita semejante tragedia? La demencia, ¿tiene sentido? Y si lo tiene, ¿cuáles son los propósitos de Dios?
- ¿Cómo es padecer demencia?
- ¿Qué estrategias pueden permitirnos honrar a Dios cuando nos enfrentamos a los retos de la demencia?

A lo largo de este libro compartiré casos que he sacado, en gran parte, de mi experiencia personal (aunque he cambiado todos los nombres). En diversos puntos haré referencia a la historia de una pareja a la que conozco bien, a quienes llamaremos David y Dania, aunque he modificado algunas facetas de su experiencia para ilustrar mejor mis ideas centrales. Como verás, ellos han hallado gracia para abordar la demencia de un modo que honra a Dios.

El enfoque del que parto consiste en considerar la demencia dentro del contexto de la línea argumental de la Biblia: la creación, la caída, la redención y la esperanza futura. A continuación proporcionaré información de fondo que nos permita comprender cómo debe ser padecer demencia. La siguiente parte del libro va dedicada a los que cuidan de personas con demencia. Debemos entender que, aunque es un trabajo realmente duro, lleva aparejadas determinadas recompensas. El libro concluirá con una explicación de una serie de maneras en que se puede honrar a Dios por medio de la demencia.

Mi propósito al escribir este libro es proporcionar una visión teológica por medio de la cual podamos examinar la demencia, y luego ofrecer una serie de maneras prácticas en las que se puede aplicar. Confío en que resultará útil para quienes manifiestan síntomas de esta enfermedad, así como para quienes cuidan de personas con demencia, independientemente de la fase en que se encuentren. También espero que muchos cuidadores profesionales, ya sean médicos, enfermeras, capellanes o trabajadores sociales, se beneficien de esta lectura. Además, creo que resultará útil para pastores, otros líderes eclesiales, y para miembros de comités de ética. Sospecho que la mayoría de los lectores serán seguidores de Cristo, pero espero sinceramente que este libro también lo lean personas que no son cristianas. Me impresiona ver cuántos de los que no profesan la fe cristiana tienen en alta estima la vida y las enseñanzas de Jesucristo. Deseo que tales lectores se beneficien de una reflexión más profunda sobre cómo reaccionaría Jesús ante la demencia.

He decidido concluir cada capítulo con una oración. Te animo a que ores a mi lado, porque soy muy consciente de que si Dios no te habla por medio de este libro, habremos desperdiciado el tiempo que yo he dedicado a redactarlo y tú a leerlo. También es cierto que, cuando nos enfrentamos a tragedias como la demencia, no siempre sabemos por qué temas orar. Ofrezco mis oraciones como un posible modelo, pero fundamentalmente será el Espíritu Santo quien te inducirá a orar como debes.

Por lo tanto, comencemos a hablar de este tema tan desafiante.

Oración

Amado Padre, necesito saber más sobre la demencia. Es una dolencia demasiado habitual y devastadora. Me intriga pensar que es posible que tengas un propósito que se alcanza por medio de esta terrible enfermedad. Te ruego que, a medida que vaya avanzando en mi conocimiento, Tú seas mi maestro por medio del Espíritu Santo que obra a través de tu Palabra. Ruego que recibas honra tanto en mi espíritu como en el de otros mientras me relaciono con ellos. Te pido esto para mi beneficio y para tu honra. Amén.

1
Dios y la demencia

Yo odio la demencia. Cuando vi cómo se desarrollaba en mis dos progenitores, fue durísimo ser testigo de cómo aquellas personas hermosas y cariñosas quedaban incapacitadas por los cambios que se producían en sus mentes, a pesar de que su grado de demencia no era de los peores con los que me he encontrado... ni de lejos. Pero, aunque lamento esta tragedia, sigo totalmente convencido de que Dios es bueno y fuerte, de modo que la demencia figuraba en el plan que tenía para mis padres. Uno de mis salmos favoritos lo expresa así: «Una vez habló Dios; dos veces he oído esto: que de Dios es el poder, y tuya, oh Señor, es la misericordia» (Sal. 62:11-12). Por su amor, Dios pudo prevenir la demencia de mis padres, pero optó por no hacerlo. ¿Cómo debo reaccionar? ¿Es que en el fondo Dios no es tan bueno o amante como yo pensaba? ¿No es lo bastante fuerte como para controlar la demencia? Sé que estas preguntas son dignas de reflexión; a lo mejor tú mismo te las formulas. He descubierto que, cuando me enfrento a estos retos, tengo que regresar a los fundamentos básicos de mi fe, y empezar a ver mis luchas bajo la luz plena de las Escrituras. Es cierto que en la Biblia no encontramos ninguna mención a la demencia, pero sí algunos principios inmutables que nos ayudan a comprender esta enfermedad y que nos permiten responder a ella de maneras que honren a Dios.

Dios tiene un propósito en todas las cosas

Uno de esos principios es que Dios tiene un propósito en todo lo que sucede. Nunca comete errores. Cuando nos enfrentamos a la demencia en nosotros mismos o en nuestros seres queridos, podemos identificarnos con el salmista que escribió: «Clamo al Dios Altísimo, a Dios, quien cumplirá su propósito para mí» (Sal. 57:2, NTV). Aun cuando el salmista admitía que Dios tenía un propósito en lo que hacía, seguía clamando a Él en medio de su necesidad. Cuanto más conocemos a Dios, más podemos confiar en Él, aun cuando no comprendamos por qué hace lo que hace. Me gusta lo que dice Pablo: «¡Oh profundidad de las riquezas de la sabiduría y de la ciencia de Dios! ¡Cuán insondables son sus juicios, e inescrutables sus caminos!» (Ro. 11:33). Una vez admitimos que, en su infinita sabiduría, Dios tiene un propósito para la demencia, no tenemos dificultad para afirmar su amor y su poder.

La vida no se centra en nosotros, sino en Dios

El segundo principio subyacente que debemos extraer de las Escrituras es que, fundamentalmente, nuestras vidas no se centran en nosotros sino en Dios. «En el principio creó Dios...» (Gn. 1:1). Ese debe ser nuestro punto de partida. Antes que cualquier otra cosa, Dios estaba ahí. Él es el único que existe simplemente porque existe. Él fue primario, y todo lo demás fue secundario. Él fue Creador; todo lo demás fue creado. Se presentó a Moisés como «Yo soy» (Éx. 3:14). No le dio ninguna explicación, sino que, en cierto sentido, dijo simplemente: «Aquí estoy; acéptame sin más». El apóstol Pablo lo expresó con gran claridad: «Porque de él, y por él, y para él, son todas las cosas. A él sea la gloria por los siglos. Amén» (Ro. 11:36). Nuestro universo provino de Dios, Él es quien lo sustenta cada día que pasa, y su propósito último se cumplirá cuando Dios sea glorificado.

Esto quiere decir que nuestras vidas deberían centrarse en Dios. Uno de los retos es que Él nos permite disfrutar de tantas cosas en esta vida que es fácil pensar que nuestro motivo para existir es vivir cómodamente y encontrar la felicidad de todas las maneras posibles. Nunca debemos ignorar las numerosas bendiciones que Dios derrama en nuestras vidas terrenales y ser agradecidos por ellas, pero cuando nos centramos solamente en los dones y no en el Dador, nos equivocamos gravemente. La vida consiste fundamentalmente en llegar a conocerle de manera personal y en encontrar plenitud y gozo solo en el propio Dios. Él es el único que puede satisfacer nuestros anhelos más profundos. Si nos conformamos con el placer que obtenemos solo en nosotros mismos y en este mundo, aceptamos algo de segunda categoría. Adoptar este paradigma teocéntrico de la vida es esencial para enfocar bien la demencia. El problema no es solo que la demencia perturba nuestra comodidad y nuestra felicidad; esta enfermedad se convierte en un instrumento que Dios usa para cumplir su propósito último: su honra y su gloria.

La demencia no formaba parte de la buena creación de Dios
En Génesis 1 se nos dice siete veces que el mundo que creó Dios era bueno, lo cual significa que estaba en consonancia perfecta con el carácter divino. Estaba lleno de amor, belleza, gozo, justicia y un trabajo satisfactorio para nuestros primeros padres. Los seres humanos no padecían la muerte ni la enfermedad, ni el dolor ni el sufrimiento. Lo que es más importante, para el propósito que nos ocupa: no existía la demencia.

Todos los seres humanos son creados a imagen de Dios y son suyos por derecho de creación
El punto culminante de la creación de Dios fueron los seres humanos. Él nos creó, de modo que le pertenecemos por derecho. El salmista entendió esta verdad cuando escribió: «De Jehová es la tierra y su plenitud; el mundo, y los que en él habitan» (Sal. 24:1). Aplicar esta verdad a las víctimas de la demencia significa que también ellas pertenecen a Dios, tanto como cualquier otra persona, y debemos tratarlas en consecuencia como tales.

Dios nos hizo a todos con mente y cuerpo, y lo que somos constituye la unidad esencial de ambas facetas; las dos son igual de importantes para nuestra identidad. Las medias personas no existen. No podemos permitirnos minimizar la importancia que tienen nuestros cuerpos físicos y enfatizar la de nuestras mentes, ni tampoco hacer lo contrario. Puede que nuestro cuerpo enferme y no funcione bien, pero seguimos siendo personas. Puede que nuestras mentes enfermen y no funcionen bien, pero aun así somos personas. Veremos que la demencia puede devastar algunas de nuestras capacidades cerebrales, como la memoria y la racionalidad, pero seguimos teniendo sentimientos y podemos disfrutar de relaciones humanas. Seguimos siendo personas completas que pertenecen a Dios.

El hecho de que cada uno de nosotros sea una creación de Dios y pertenezca a Él es motivo suficiente para tratar a todos con respeto. Pero hay un fundamento aún más importante para hacerlo: cada uno de nosotros ha sido hecho a imagen y semejanza de Dios.[1] Que somos hechos a imagen de Dios es lo primero que Él declaró sobre la humanidad, distinguiéndonos así del resto de la creación. Las Escrituras no dicen que seamos la imagen exacta de Dios, sino que somos hechos a imagen de Dios o conforme a ella. Solo Jesús es la imagen exacta de Dios (Col. 1:15; He. 1:3). Ser hechos a imagen de Dios confiere una dignidad especial a todos los hombres y mujeres, y esta dignidad no depende de lo mucho que se parezca nuestro carácter al de Dios, de lo listos que seamos o de las cosas maravillosas que hagamos. El hecho de la dignidad humana es tan cierto de un premio Nobel como lo es de un paciente con un grado extremo de demencia que depende por entero de otros.

El pecado condujo a la demencia, pero no redujo la imagen de Dios

Nuestros primeros padres no se contentaron con vivir en una relación de amor con su Creador, y decidieron que para ellos no era suficiente ser portadores de su imagen. Querían parecerse incluso más a Dios, de modo que desobedecieron el único mandato que Él les había dado. Mediante aquel acto de rebelión único, el pecado entró en la raza humana. La creación buena de Dios empezó a deteriorarse prácticamente en todos los sentidos. Como resultado de la desobediencia humana, la muerte entró en nuestra experiencia junto

---

1. Estoy muy en deuda con John Kilner y con su libro *Dignity and Destiny: Mankind in the Image of God* (Grand Rapids, MI: Eerdmans, 2015) por este concepto de lo que significa ser hechos a imagen de Dios.

con la vida, y junto a la bondad vino la maldad, junto con el amor el odio, y junto con la salud la enfermedad, incluso la demencia.

No obstante, a pesar de que el pecado malogró un sector tan amplio de la creación de Dios, algo que no destruyó fue la imagen de Dios presente en todos los seres humanos. Este es un concepto clave y merece la pena analizarlo, porque significa que incluso las personas gravemente afectadas por la demencia comparten con los demás seres humanos la imagen de Dios, con su dignidad inherente. Esto lo vemos aquí: «El que derramare sangre de hombre, por el hombre su sangre será derramada; porque a imagen de Dios es hecho el hombre» (Gn. 9:6). Después del pecado flagrante que condujo al diluvio, Dios puso sobre la humanidad una protección especial porque sus miembros estaban hechos «a su imagen y semejanza».

El Nuevo Testamento nos ofrece otro ejemplo fascinante. Santiago, hablando de nuestra lengua, escribe: «Con ella bendecimos al Dios y Padre, y con ella maldecimos a los hombres, que están hechos a la semejanza de Dios» (Stg. 3:9). Incluso cuando los individuos son tan malvados que queremos maldecirlos, siguen llevando la imagen de Dios. El pecado no destruyó la imagen de Dios, ni las Escrituras nos dan indicio alguno de que la disminuyera, de la misma manera que los desperfectos en un edificio no arruinan su plano. Martin Luther King entendió la importancia que tiene esto cuando dijo: «La imagen de Dios no tiene jerarquías».[2]

Sin embargo, el pecado perjudicó nuestra capacidad para reflejar la imagen de Dios, y lo hizo de forma profunda. Además, cuando el pecado entró en el mundo, redujo nuestra capacidad de disfrutar de nuestra vida en este mundo. Esto se aprecia de incontables maneras, pero una de ellas es la demencia y la manera en que hace estragos en las vidas de quienes la padecen y también en las de los que les aman y cuidan. Tenemos derecho a estar frustrados e incluso furiosos con la demencia, lo cual nos lleva a clamar a Dios, lamentar la tragedia y buscar la ayuda de Dios para reaccionar como debemos ante esta enfermedad.

---

2. Citado en *ibíd.*, p. 97.

Dios usa lo malo para obtener algo bueno

Una de las cosas sorprendentes que nos enseña la Biblia sobre Dios es cómo Él toma algunas de las circunstancias más difíciles de la vida y las transforma para sus propósitos. Esto lo vemos de forma drástica en el caso del propio pecado. Sin duda, la gloria de Dios se percibe en las maravillas de su hermosa creación, pero vemos incluso más de su gloria en su forma de abordar el pecado. A pesar de que le hemos dado la espalda a Dios, Él nos amó hasta el punto de enviar a su Hijo a sufrir y a morir para restaurar la relación que teníamos con Él. De igual modo, Dios toma algunos de los retos más complejos de la vida y les da la vuelta, permitiéndonos percibir cuán grande es Él. Es posible que su propósito no sea nuestro consuelo inmediato, sino nuestra capacidad a largo plazo de hallar nuestro máximo gozo en Él. Joni Eareckson Tada, que es tetrapléjica, es famosa por decir de Dios: «Siempre permite lo que aborrece para conseguir lo que ama».[3] El pastor Tim Keller lo explica con claridad: «Los males de esta vida se pueden justificar si reconocemos que el mundo fue creado primariamente para ser un lugar donde los humanos encuentren a Dios y crezcan espiritualmente para convertirse en todo lo que fueron diseñados para ser».[4] Una de las cosas que Dios odia, uno de esos males de la vida, es la demencia. Sin embargo, como veremos, Dios puede utilizar la demencia para permitirnos conocer mejor su bondad y para honrarle.

Seremos como Él

Dios participa en el proceso de sacar de entre la humanidad a un grupo de personas que sea suyo. Les da la capacidad de confiar en Él por fe y los convierte en sus hijos. No les elige en función de lo buenos que son, porque nadie es lo bastante bueno para merecer lo que nos da. En lugar de eso, los elige para demostrar lo bueno que es Él. Entonces comienza el lento proceso de restaurarles plenamente a su

---
3. Joni Eareckson Tada, *The God I Love: A Lifetime of Walking With Jesus* (Grand Rapids, MI: Zondervan, 2003), p. 349.
4. Timothy Keller, *Walking with God through Pain and Suffering* (Nueva York: Penguin, 2013), p. 89.

propia imagen, a la que fueron hechos. Pablo escribe: «Porque a los que antes conoció, también los predestinó para que fuesen hechos conformes a la imagen de su Hijo... Y a los que predestinó, a éstos también llamó; y a los que llamó, a éstos también justificó; y a los que justificó, a éstos también glorificó» (Ro. 8:29-30). Ahora bien, aquí está la idea clave. Todos aquellos a los que ha elegido se irán conformando cada vez más a su imagen, y al final todos entrarán en su gloria.[5] Esta transformación no se basa en las capacidades ni en el coeficiente intelectual de ellos, sino en la elección y en el plan de Dios. El apóstol Juan lo dijo con sencillez: «seremos semejantes a él» (1 Jn. 3:2).

Robert Davis, un pastor que experimentó demencia, reflexionó sobre su destino final y dijo: «¿Cómo puedo soportar contemplar este desastre [refiriéndose a su demencia] que según predice la ciencia médica probablemente acabará conmigo? Si no fuera cristiano, no sé cómo podría soportarlo. Sin embargo, dado que soy cristiano, puedo soportarlo cuando miro más allá de ella; cuando miro más lejos y pienso en la gloria del cielo, donde todas y cada una de estas cosas habrán desaparecido para siempre, reemplazadas por la perfección, la gloria y la alegría».[6]

Como cristianos, podemos enfrentarnos a la demencia con la confianza de que Dios cumplirá su propósito y su gloria. Aquí podemos hallar gozo y esperanza. Sabemos que en el futuro todos los creyentes, incluso los que padecen demencia, estarán en presencia de Dios como un pueblo único que reflejará mejor su imagen. Este es el destino de quienes sufren demencia, aun los grados más elevados de esta. Serán totalmente restaurados como personas completas,

---
5. Fijémonos que Pablo dice que la imagen es constante, mientras que lo que se transforma es el grado de gloria que podemos manifestar. «Por tanto, nosotros todos, mirando a cara descubierta como en un espejo la gloria del Señor, somos transformados de gloria en gloria en la misma imagen, como por el Espíritu del Señor» (2 Co. 3:18). De igual manera: revestido «del nuevo, el cual conforme a la imagen del que lo creó se va renovando hasta el conocimiento pleno» (Col. 3:10). La imagen permanece constante mientras nuestro conocimiento se renueva.
6. Robert Davis, *My Journey into Alzheimer's Disease: Helpful Insights for Family and Friends* (Carol Stream, IL: Tyndale, 1989), p. 131.

cuerpo y alma juntos, totalmente capaces de disfrutar las riquezas de Dios por toda la eternidad. Este destino es una fuente ulterior de la dignidad que poseen, incluso en el estado comprometido en que viven hoy.

Sin embargo, entre tanto, una manera en la que se nos puede ayudar a honrar a Dios por medio de la experiencia de la demencia es comprendiendo más sobre ella, que es el objetivo que nos fijaremos a continuación.

Oración

Padre celestial, la demencia da miedo. Solo pensar en ella me angustia. Confieso que es difícil creer que eres amante y poderoso mientras, al mismo tiempo, permites semejante tragedia.

Ayúdame a creer que tienes un propósito en todo lo que haces.

Quiero confiar en ti, pero me será más fácil si puedo ver una pincelada de lo que quieres alcanzar por medio de la demencia. Mediante tu Espíritu, guía mi pensamiento y mis respuestas emocionales. Ruego esto por mi bien y para tu honra. Amén.

2
¿Qué debemos saber sobre la demencia?

Permíteme que te presente a David y a Dania, dos queridos amigos, cuya historia compartiré contigo en las páginas de este libro. Ambos tienen más de sesenta años y han disfrutado de un buen matrimonio durante treinta y tres años. Tienen tres hijos que les quieren y les apoyan. David es técnico médico, y Dania trabaja en la cafetería de un liceo. Cuidan su salud, comen adecuadamente y hacen ejercicio de forma regular. Como han sido cristianos durante la mayor parte de su vida adulta, aman al Señor, han alimentado la relación personal con Él y asisten regularmente a la iglesia. Tienen muchos amigos, tanto en su iglesia como en el vecindario. Hace cosa de cinco años, Dania se dio cuenta de que David estaba inquieto, y que no dejaba de pedirle que repitiese lo que ella le decía. No estaba segura si su esposo tenía un problema auditivo o si sencillamente no prestaba suficiente atención. Él estuvo de acuerdo en que yo le examinara el oído, que no tenía ningún problema. Al saber esto, Dania no se quedó del todo tranquila, y seguía percibiendo que algo no iba bien. Ella me comentó: «A lo mejor el trabajo le pesa mucho, o quizá es que esto es lo que pasa cuando uno se hace mayor». Asentí para mostrarle mi conformidad, pero al mirar atrás veo que la respuesta correcta tendría que haber sido: «Pues la verdad es que no». Como demostraría el tiempo, David estaba manifestando indicios tempranos de demencia.

El cerebro sano

Antes de comprender la demencia, hemos de tener un conocimiento básico de cómo es un cerebro sano cuando envejece. Esto nos permitirá detectar cómo difiere un cerebro normal de otro afectado por la demencia.

¿Has pensado alguna vez a fondo en lo impresionante que es tu mente? El mero hecho de que podamos pensar es increíble. Nuestros cerebros están repletos de incontables células nerviosas, y las sustancias químicas que median entre ellas permiten que cada una afecte a las demás. Esto permite a nuestro cerebro procesar y registrar nuestros pensamientos. Pero también tenemos almas inmateriales, donde se originan nuestros pensamientos. En conjunto, nuestros cerebros físicos y nuestras almas inmateriales componen nuestra mente. Es como la computadora en la que estoy tecleando esto. Registra y procesa mis pensamientos, pero estos nacen de mí, no de la computadora. Además de ser capaz de pensar, una de las funciones más impresionantes de mi mente es que podemos recordar. ¿No es asombroso que, de alguna manera, en nuestro cerebro estén almacenadas experiencias que tuvimos hace décadas? Podemos recordarlas en un instante, permitiendo que las experiencias del pasado influyan en las decisiones que tomamos en el presente. Cuando empezamos a reflexionar sobre los cambios que se producen en nuestro cerebro con el paso del tiempo, lo que debería impresionarnos no es que estos fallen, sino que funcionen.

A medida que envejecen nuestros cerebros, siguen siendo capaces de aprender cosas nuevas, de registrar nuevos recuerdos y de procesar una gran cantidad de información. Job no se equivocaba cuando dijo: «En los ancianos está la ciencia, y en la larga edad la inteligencia» (Job 12:12). En ocasiones nos sentimos frustrados cuando nuestros cerebros no funcionan todo lo bien que deseamos, y a medida que maduramos empezamos a olvidar cosas. Lo más frecuente es que nos cueste recordar sustantivos y nombres. Miramos a alguien y su rostro nos resulta familiar, pero no estamos seguros del contexto en el que conocimos a esa persona, y su nombre no nos viene de inmediato a la mente. He descubierto que muchas personas que padecen estos olvidos creen que están desarrollando demencia.

Normalmente, no suele ser el caso. De hecho, digo a mis pacientes ancianos que tengo tres tipos de pacientes: los que son normales y admiten que olvidan, los que tienen demencia y olvidan que olvidan, y los que mienten.

Una expresión médica que se emplea para referirse a los olvidos relacionados con la edad es «olvido senil benigno» (OSB). «Benigno» quiere decir que no progresa, y «senil» significa que está relacionado con el envejecimiento. Una de las características importantes de las personas que tienen OSB es que siguen pensando con claridad, sin estar sumidas en la niebla mental que caracteriza tan a menudo a quienes padecen demencia. Recuerdo a Julia, quien, a los cuarenta años, vino una vez a mi consulta diciendo que le daba la sensación de tener síntomas de demencia. Cuando le pregunté por qué, mencionó tres cosas: la semana anterior había perdido las llaves, había llamado a su hijo por el nombre de su hermano y se había olvidado de algo en el supermercado. Dio la casualidad de que en el pasado reciente yo había hecho exactamente esas tres cosas. Le dije que si esos eran síntomas de demencia, más valía que se buscara otro médico, porque yo estaba igual de «demente» que ella. Se echó a reír y siguió siendo mi paciente.

Los cerebros normales, sanos, pueden estar sujetos a tres procesos distintos, cuyos síntomas pueden parecerse a los de la demencia. El más habitual es la depresión. Con mucha frecuencia, las personas ancianas se deprimen como respuesta a las pérdidas que se producen en su vida. Se vuelven más retraídas y no se relacionan con la vida como solían hacerlo. Puede que parezcan olvidadizas, pero la cuestión es que ya de entrada no estaban prestando atención. Es difícil distinguir entre la depresión y la demencia, porque muchas personas con demencia también desarrollan depresión, y hay ocasiones en las que la depresión es el primer indicador de la demencia.

Un segundo trastorno que puede producir síntomas parecidos a los de la demencia es la ansiedad. Las personas con ansiedad, que viven en su propio universo de preocupaciones, tienen unos pensamientos que les vienen a la mente con tanta rapidez que no logran centrarse en lo que sucede a su alrededor. Yo les recuerdo que «la piedra que rueda no cría musgo». Cuando sus cerebros van rodando de una inquietud a otra, no dedican tiempo a registrar cosas que deberían recordar.

La depresión y la ansiedad son trastornos tratables; sin embargo, muchos de quienes las padecen creen que tienen demencia.

El tercer trastorno que imita a la demencia es el delirio, que se caracteriza por una confusión y una agitación pasajeras. Esto puede darse con enfermedades graves, a menudo en el hospital y, sobre todo, en la unidad de cuidados intensivos; pero también lo puede provocar algo tan sencillo como una infección de orina o una reacción adversa a una medicación. El delirio no es demencia, aunque un porcentaje considerable de los pacientes que padecen delirio acabará contrayendo demencia.

Áreas de funcionamiento cerebral normal

El cerebro humano es una creación maravillosa, y es capaz de realizar muchas actividades distintas. Resulta útil repasar estas áreas de funcionamiento neurológico, dado que en todas ellas pueden surgir problemas. Lee atentamente esta lista y dedica unos instantes a reflexionar hasta qué punto dependes de tu cerebro para cada una de estas capacidades, y da gracias a Dios por ellas:

- memoria y aprendizaje
- habla e idioma
- intelecto, incluyendo resolución de problemas, emitir juicios y la capacidad de reconocer sus problemas cognitivos y contener la conducta antisocial
- fuerza y coordinación musculares
- conservar la atención
- emociones y personalidad
- capacidad visual / espacial de imaginar objetos y trabajar mentalmente con ellos
- función ejecutiva, que es la capacidad de planificar y concluir una actividad

Cuando nos centramos en la memoria en sí, existen seis tipos diferentes:

- inmediata: captar lo que decimos mientras lo decimos
- episódica: recordar un incidente concreto, como dónde dejamos las llaves
- a corto plazo: recordar lo que sucedió en los últimos días o semanas
- a largo plazo: recuerdos que pueden remontarse a la niñez
- emocional: recordar sentimientos después de haber olvidado hace mucho tiempo qué los provocó
- procedimental: estrechamente asociada con la memoria muscular, consiste en acordarse de cómo realizar tareas como pueden ser tocar un instrumento o montar en bicicleta

Ni siquiera un cerebro sano puede desempeñarse con la misma capacidad en todas estas áreas de funcionamiento neurológico o tipos de memoria. Algunos de nosotros podemos ser mejores en un área que en otra.

El cerebro que se deteriora

Lamentablemente, nuestros cerebros no siempre se conservan sanos, porque sucumben ante una variedad de enfermedades asociadas con la demencia. La pérdida de la memoria reciente es la evidencia más frecuente de un cerebro que se deteriora, y es probable que sea lo que más viene a la mente de las personas cuando oyen la palabra *demencia*. Recuerdo la época de las viejas computadoras IBM 286. Era un aparato maravilloso, pero no tenía ni una mera fracción de la capacidad de memoria que tienen nuestras computadoras actuales. Era muy frustrante disponerse a guardar un documento y que saliera en pantalla el mensaje «El disco duro está lleno». El disco duro repleto de una computadora se parece a la demencia. El cerebro almacena muchos recuerdos antiguos, pero no tiene la capacidad de almacenar los nuevos. Sin embargo, como veremos, la demencia se puede asociar con muchos problemas distintos, no solo con la pérdida de memoria.

Primero, debemos entender que todos los tipos de demencia son enfermedades; no forman parte del envejecimiento normal. Las víctimas no pueden controlar lo que les está pasando, lo cual hace que sea un error absoluto criticarlas o perder la paciencia con ellas. Cuando la demencia nos frustra, debemos tener claro siempre que el problema es la enfermedad, no la persona. Casi todas las formas de demencia pueden afectar a cualquier persona, sin respeto alguno por el lugar que ocupa en la sociedad, el estado de su salud física o su grado de inteligencia anterior, aunque es cierto que cada uno de esos factores puede afectar al modo en que la demencia impacte en la víctima.

Deterioro cognitivo leve

A menudo, la demencia empieza con un deterioro cognitivo leve (DCL). Este suele asociarse con mayor frecuencia con una pérdida de la memoria a corto plazo, llamada «DCL amnésico», y con cierta dificultad de funcionamiento en una u otra área de función neurológica. Es menos frecuente que no conlleve el olvido sino la disfunción en dos áreas distintas de la función cerebral (un trastorno llamado «DCL no amnésico»); por ejemplo, dificultades en el habla y cambios de personalidad. El DCL conduce frecuentemente a la demencia y, aunque en algunos casos el proceso se revierte y el paciente mejora, aproximadamente el 50 por ciento de los afectados por DCL padecerá demencia. Se define como demencia cuando las personas tienen dificultades para funcionar bien en más de dos áreas.

Tipos de demencia

Enfermedad de Alzheimer. Si bien la demencia tiene muchas causas, la más frecuente es la enfermedad de Alzheimer, dado que causa el setenta por ciento de los casos de demencia. Dado que es mucho más frecuente que las otras causas, la gente piensa que el Alzheimer y la demencia son una misma cosa, pero, como escribí antes, no es así. Una vez un individuo contrae Alzheimer, va avanzando por tres etapas básicas. En la primera, la víctima, aunque tiene dificultades evidentes, puede seguir viviendo independientemente en su comunidad. En la fase dos, cada vez depende más de la ayuda de otros, y en la tres depende por completo de ellos, porque necesita ayuda para hacer cualquier cosa, desde vestirse hasta asearse y comer. La esperanza de vida de una persona con Alzheimer varía mucho, y puede ir desde unos meses hasta veinte años; la media se sitúa en los siete años.

Lo más habitual es que el Alzheimer empiece con la pérdida de memoria episódica y a corto plazo, y luego se vaya extendiendo por el cerebro siguiendo un patrón bastante predecible. Es como un fuego que primero arde sin llama y luego se va propagando lentamente. La pérdida de memoria es típicamente inversa a la progresión de la vida, de modo que, a medida que se agrava la enfermedad, las víctimas van perdiendo cada vez más recuerdos de forma secuencial. Al final es posible que solo recuerden su primera infancia. Al mismo tiempo, los pacientes se vuelven cada vez más infantiles en su conducta y debido a su dependencia de otros.

No obstante, es posible que la pérdida de otros tipos de memoria no se produzca al mismo ritmo. Por ejemplo, las memorias emocional y procedimental pueden ser más duraderas. Recuerdo que, en las últimas etapas de la demencia de mi madre, era incapaz de ponerme nombre, pero su memoria emocional le permitía apreciar que yo la amaba y esperaba que le diera un beso. También me intriga que algunos de mis pacientes que tienen demencia avanzada son excelentes jugadores de bridge. Puede que no se acuerden de qué han almorzado, pero su memoria procedimental les permite ganar la partida.

El primer caso de demencia lo describió el Dr. Alois Alzheimer en 1906, cuando realizó la autopsia del cerebro de una mujer que había padecido una pérdida grave de memoria durante su mediana edad, además de haber tenido ciertos problemas de habla y alteraciones de conducta. Descubrió una serie de depósitos o placas de lo que ahora sabemos que es un material llamado «amiloide», y él describió cuántos de los nervios de aquel cerebro se encontraban enredados. Hoy día se sabe que esos cambios microscópicos son característicos de la enfermedad de Alzheimer.

Sin embargo, el Alzheimer va más allá de los cambios físicos que se producen en el cerebro, porque la gravedad de las placas y los enredos no siempre se correlaciona bien con la gravedad de los síntomas. Existen otros factores que determinan el impacto de la enfermedad sobre la víctima, incluyendo la manera en que los traten quienes les rodean a medida que progresa la enfermedad.

Otras demencias neurodegenerativas. La enfermedad de Alzheimer forma parte de un grupo de dolencias llamadas «demencias neurodegenerativas». Existen muchas similitudes entre estas enfermedades, pero en otros sentidos son bastante diferentes. Incluyen un Alzheimer de inicio temprano. Mientras que esta imita el típico Alzheimer de inicio tardío en su manera de afectar al cerebro, comienza a una edad mucho más temprana, entre los treinta y los sesenta años, y está provocada por cambios genéticos muy concretos, presentes desde el nacimiento, que se pueden detectar en el laboratorio incluso antes de que surjan los síntomas. Tiende a progresar más rápidamente que muchas otras demencias.

Otro tipo es la *degeneración frontotemporal* (DFT), que antes se llamaba «demencia frontotemporal». En sus primeras fases se caracteriza más por los cambios producidos en el habla y en la conducta que por la pérdida de memoria. Las personas afectadas por esta enfermedad a menudo hacen cosas que en el pasado hubieran considerado malas o al menos inadecuadas; cuando la enfermedad echa raíces, no logran darse cuenta de que están actuando mal o, simplemente, no les importa. Otra característica trágica de la degeneración frontotemporal es que la víctima no es consciente de que tiene un problema; piensa que todo va bien. Típicamente, esta dolencia afecta a personas que son más jóvenes que las afectadas por el Alzheimer, y la DFT ofrece una esperanza de vida más corta. Las resonancias magnéticas muestran cambios en zonas concretas del cerebro, y esto permite que el diagnóstico sea más definitivo. No todos los pacientes con DFT manifiestan los mismos síntomas, dado que hay al menos tres tipos distintos de esta enfermedad, y unos inciden más en el habla (afasia progresiva primaria) y otros en la personalidad.

Los afectados por la *demencia con cuerpos de Lewy* suelen manifestar primero síntomas de demencia y más adelante desarrollan indicios de la enfermedad de Parkinson. A menudo experimentan alucinaciones visuales, y es posible que el trastorno tenga altibajos con el paso del tiempo, con intervalos en que el paciente se siente menos confuso.

A diferencia de la demencia con cuerpos de Lewy, la *demencia de Parkinson* se comporta más bien como el Alzheimer, y será una consecuencia posterior para los pacientes a quienes ya les han diagnosticado Parkinson.

Además de la neurodegeneración progresiva, existen otras causas de demencia. Entre ellas figuran las demencias vasculares. Representan la segunda causa más frecuente de demencia, y suponen en torno al veinte por ciento. Las demencias vasculares tienen su origen en problemas circulatorios en el cerebro, posiblemente una embolia grave o una serie de embolias menos agresivas. Por este motivo tiende a progresar paso a paso, y puede que no manifieste el deterioro lento, constante y predecible que se aprecia en la enfermedad de Alzheimer. La pérdida de memoria puede ser más fragmentaria, y no progresar del corto al largo plazo como se aprecia en el Alzheimer. Cuando viene originada por una serie de embolias de baja intensidad suele asociarse con la perturbación del ritmo cardíaco conocida como «fibrilación atrial».

La *demencia pugilística* se produce después de lesiones cerebrales recurrentes y a menudo se asocia con los jugadores de fútbol americano y con los boxeadores.

Las *encefalopatías* son lesiones provocadas por trastornos metabólicos del cerebro. Hay tres causas que son potencialmente corregibles: deficiencias de la hormona tiroidea, de vitamina B1 y de vitamina B12. Las encefalopatías también pueden relacionarse con períodos prolongados de baja oxigenación, que se presenta en la enfermedad pulmonar crónica, la apnea obstructiva del sueño o la anemia grave y prolongada. También se detecta en los diabéticos, que con frecuencia tienen hipoglucemia. Otra causa es el consumo durante años de alcohol o de drogas.

Cuando hablamos de las *demencias infecciosas*, pensamos en el VIH/SIDA, la enfermedad de Creutzfeldt-Jakob o los efectos de la sífilis en sus fases avanzadas.

Los *trastornos genéticos* también pueden provocar demencia. Entre ellos destaca la enfermedad de Huntington, que se transmite genéticamente y se manifiesta mediante movimientos musculares incontrolados y demencia. Es frecuente que se manifieste a principios de la mediana edad.

Los *problemas estructurales* cerebrales también pueden provocar demencia. Los hematomas subdurales, cuando la sangre se acumula entre el cráneo y el cerebro, pueden manifestarse a menudo bajo la forma de demencia, igual que determinados tumores cerebrales. Otra causa de demencia es la *hidrocefalia de presión normal*, por la cual se produce un agrandamiento de las cavidades de fluidos en el interior del cerebro. Esto típicamente provoca demencia, junto con incontinencia urinaria y una forma de caminar distorsionada (atáxica).

Como puedes sospechar, resulta complicado determinar el origen de la demencia, dado que es bastante frecuente que un individuo padezca más de un tipo de demencia, y porque no todos los casos encajan bien en una categoría diagnóstica. Estas se llaman *demencias mixtas*. Por ejemplo, alguien que padezca Alzheimer también puede manifestar demencia vascular o de cuerpos de Lewy.

Ahora que ya dispones de parte de la información que necesitas para conocer diversas causas de la demencia, en el siguiente capítulo explicaré cómo la diagnosticamos los médicos.

Oración

Padre celestial, ahora que sé más sobre los cerebros sanos y los enfermos, quiero darte las gracias por el milagro que es mi cerebro. No permitas que malgaste los años que disfruto de una mente clara, sino ayúdame a servirte y a participar en tu obra en este mundo. Te ruego que, a medida que vaya aprendiendo más sobre la demencia, use esta información para ayudar a otros y así darte gloria y honra. Amén.

3

¿Cómo se diagnostica?

Considero que emitir un diagnóstico de demencia, aunque no siempre es un proceso sencillo, suele ser más fácil que saber *cuándo* emitirlo. Cuando se emite, proporciona una explicación para una serie de cosas que pueden haber supuesto molestias para el paciente y para su familia. Les permite aceptar los olvidos y los cambios de conducta que ven como resultado de la enfermedad, en lugar de acusar al paciente de ser brusco en su trato. El diagnóstico temprano también permite que el tratamiento comience a aplicarse antes. Si los fármacos pudieran ofrecer un beneficio profundo, esto supondría un argumento sólido para el diagnóstico temprano, pero, como veremos, no sucede esto. A pesar de todo, la mayoría de las personas teme a la demencia, sabiendo que se trata de una enfermedad progresiva que deja poco espacio al optimismo. He visto cómo algunos perdían la esperanza y renunciaban a todos los intentos de convivir con éxito con la demencia una vez les habían confirmado el diagnóstico. Es esencial que, antes de hablar de la demencia con el paciente, los médicos sopesen cuidadosamente los pros y los contras de los casos concretos. Plantear el tema de la demencia puede ser útil o puede no serlo. Las siguientes historias de pacientes quizá te ayuden a comprender este dilema.

Tres historias

David

Mientras que Dania acudía regularmente a mi consulta para hacerse un chequeo anual y de vez en cuando para tratar algunas dolencias de poca importancia, la primera vez que vi a David fue cuando vino a hacerse aquel examen auditivo del que hablé anteriormente. Varios meses después, Dania vino a mi consulta y me dijo: «Después de examinar la capacidad auditiva de David, usted me dijo que su falta de atención y su nerviosismo podrían ser propios del envejecimiento normal. Ahora está empeorando, y no estoy segura de que eso sea normal. Toda nuestra relación ha cambiado; discutimos mucho, y nunca quiere hacer nada divertido. Se preocupa por todo, y eso me irrita muchísimo».

La apremié a que concertasen una cita conmigo para que viniesen a contarme lo que les estaba pasando. Cuando les vi, pregunté a David cómo iban las cosas, y él respondió despreocupadamente que bien. Después de interrogarle sobre el estado de su salud en diversas áreas, le pregunté por su memoria. Admitió que había estado olvidándose de bastantes cosas, pero luego añadió: «Como todo el mundo». Le pedí que me pusiera un ejemplo, y me contó que había ido con su automóvil al supermercado a comprar algunas cosas para Dania, pero que cuando se había alejado varias manzanas de su casa se olvidó hacia dónde iba, de modo que dio la vuelta y regresó a su hogar.

Cuando le sugerí que aquello era algo más que un olvido normal, él asintió entre dientes. Realicé un chequeo médico completo y luego le pedí a mi ayudante que le sometiera a lo que llamo «un mini examen de CI». Esta prueba, que se hace en menos de cinco minutos, consiste en una lista de treinta preguntas que evalúan diversos aspectos del funcionamiento cerebral. La puntuación de David fue 22/30; era evidente que algo iba mal. Al encontrarme con ese resultado, en algunos casos yo habría hablado inmediatamente de demencia. Pero en el caso de David me abstuve de hacerlo, porque me daba la impresión de que él no estaba preparado para tocar el tema. Presentía que podría resultarle totalmente abrumador, y que quizá dejaría de ayudarse a sí mismo. En lugar de hacerlo, le sugerí hacer algunas otras pruebas para completar su chequeo médico. Le subrayé que mi objetivo era que se mantuviese sano durante mucho tiempo.

Además de las pruebas de rutina que realizo durante un chequeo físico, solicité análisis de sangre para comprobar los niveles de tiroides y de vitamina B12, buscando causas tratables de demencia. También pedí un electrocardiograma y una resonancia magnética de su cerebro, buscando también en este caso causas tratables de su pérdida de memoria. Al final de la visita le dije que estaba de acuerdo en que tenía un problema de memoria, y que esa conclusión era mi diagnóstico, pero tuve la prudencia de no usar el término *demencia*, y ni mucho menos la temible palabra *Alzheimer*. Insistí en que haríamos todo lo posible para ayudarle a gestionar mejor sus problemas de memoria. Le pedí que programase una visita de seguimiento al cabo de dos semanas. Tres días después, cuando ya contaba con todos los resultados de las pruebas, le llamé para felicitarle por ellos: todos eran buenos. Le dije que seguía preocupado por su memoria, de modo que le indiqué que quería verlo nuevamente.

Aquella visita fue difícil. Tanto David como Dania estaban claramente nerviosos al pensar en lo que podría decirles. Empecé preguntándoles si podíamos comenzar pidiendo la sabiduría de Dios antes de entrar en el tema, a lo cual accedieron complacidos. Después de orar, les comenté los resultados de las pruebas.

—Ahora que sabemos cuáles son los factores que no provocan su pérdida de memoria —añadí—, tenemos que hablar de los que sí lo hacen.

—¿Significa esto que tengo Alzheimer? —dijo él.

—David —respondí—, no podemos asegurarlo del todo, pero podría ser.

David empezó a venirse abajo.

—Bueno, parece que se acabó —dijo mientras miraba a Dania.

—David —comencé a hablarle mientras le tomaba de la mano—, no sabemos qué nos depara el futuro, pero sabemos que Dios sigue teniendo el control.

Y continué: «Seguramente tendrá que encarar cambios importantes, pero le aseguro que también habrá días felices, días en los que sentirá el cariño de su familia, quizá incluso más que ahora, y días en los que experimentará el amor y la ayuda de Dios».

Afortunadamente, David aprendió pronto a aceptar su situación y a superarla escribiéndose recordatorios y disciplinándose para dejar cosas como las llaves en lugares donde luego pudiera encontrarlas. A Dania ya no le irritaban los lapsos de memoria de David, ni lo culpaba por ignorarla. Juntos, David y Dania descubrieron que aún podían disfrutar de la vida, y esto al final me hizo alegrarme por haber emitido el diagnóstico cuando lo hice.

Sara

Sin embargo, el caso de Sara fue bastante diferente. Un día su hija la trajo a mi consulta, y me dijo que habían venido a hablar de los olvidos que padecía su madre, que cada vez eran más graves. Sara se echó a llorar y me dijo que temía estar contrayendo Alzheimer, como le había pasado a su padre. A mí me dio la sensación de que sus problemas de memoria eran de poca importancia y, aunque estuvo de acuerdo conmigo, dijo repetidas veces: «No quiero acabar como mi padre». Después de someterla a un breve examen físico, le sugerí que también ella hiciera el examen breve de CI. Obtuvo una puntuación de 27/30, que no era un gran resultado pero sí aceptable para una persona que ya sobrepasaba los setenta años de edad. Le dije que haríamos un seguimiento con el tiempo, pero que en aquel momento no había ninguna evidencia de que tuviera Alzheimer. Incluso mientras le hablaba ella negaba con la cabeza, mostrando su desacuerdo y repitiendo: «No he obtenido una puntuación perfecta. Sabía que pasaba algo». Aunque hice lo posible por tranquilizarla, se fue de la consulta sin convencerse del todo.

Un tiempo más tarde cayó en una profunda depresión y experimentó un cambio absoluto de personalidad. Antes había sido una persona activa, que jugaba al golf varias veces por semana y asistía a las reuniones del centro para ancianos y de su iglesia. Ahora se negaba a salir de su casa. Cuando sus amigos le preguntaban por qué, les decía que porque había contraído Alzheimer. Al oír esto, al final dejaron de llamarla y, literalmente, se olvidaron de ella. Resultó que tres años después a Sara le diagnosticaron Alzheimer. Al mirar atrás, lamento haber hecho aquel examen de memoria; a Sara no le ayudó.

Ernesto

Otro de mis pacientes, llamado Ernesto, reaccionó al diagnóstico con ira y con negación. Siempre había sido un hombre que tenía el control de su vida y durante toda su carrera fue un productivo científico investigador. Luego se jubiló y cada vez se le olvidaban más cosas. Además, se estaba volviendo muy dominante con su esposa, y a menudo era áspero y desagradable con sus amigos. Varias veces, cuando conducía solo, se había perdido, y también había tenido varios accidentes leves con el automóvil. Cuando vino a verme junto con su esposa, le pregunté qué podía hacer por él. Señalando con el dedo a su mujer, me dijo: «A mí no me pregunte, yo estoy bien. Ella ha sido la que me ha hecho venir, así que pregúntele a ella». Después de que su esposa describiera los cambios recientes en su memoria y en su conducta, me preguntó si podía recomendarle a su marido que dejara de conducir. Ernesto se sintió visiblemente molesto. Pude seguir adelante con la visita y le hice un examen físico. Al final le pregunté si permitiría que mi ayudante le facilitase un breve examen de CI. Su puntuación fue dramáticamente baja: 15/30. Le dije que aquel resultado indicaba que tenía importantes pérdidas de memoria, de modo que solicitaría otras pruebas para ver si podíamos llegar a la raíz del problema. Entre tanto, le aconsejé que no condujese. Furioso, salió a grandes zancadas de mi consulta, diciéndome que yo había perdido la cabeza.

Una semana después tuve que tratarle cuando vino de urgencias por haberse roto la muñeca debido a un nuevo accidente de coche. En aquel momento le dije que yo tendría que contactar con el Departamento de Vehículos Motorizados para que le retirasen la licencia de conducción. Se puso rojo y salió corriendo de la consulta mientras me insultaba. Nunca volvió a la consulta y cambió de médico. Más tarde me enteré de que había pasado los dos últimos años de su vida en su casa, bajo los cuidados de su esposa. Cuando repaso la historia de Ernesto admito que su vida habría sido más feliz si yo no hubiera emitido un diagnóstico de demencia, pero no tuve alternativa, porque estaba poniendo en peligro las vidas de otros.

Cada uno de estos pacientes tuvo una experiencia totalmente

distinta a las de los demás, y en su conjunto ilustran la variedad de maneras en que responden los individuos al diagnóstico de la demencia. Ahora tenemos que examinar cómo se elabora ese diagnóstico, y luego retomaremos algunas sugerencias prácticas sobre cuándo es conveniente profundizar en el mismo.

¿Cómo se diagnostica la demencia?

No siempre es sencillo distinguir entre las primeras etapas de la demencia y los olvidos que se asocian con el envejecimiento normal. Lo típico es que los síntomas de la demencia empiecen a manifestarse muy lentamente. Debido a esto, puede que no se reconozcan como problema hasta que la enfermedad ya está bastante avanzada. También hay otros motivos para la demora del diagnóstico. Uno es que, dado que la demencia es una enfermedad temida y puede tener consecuencias tan devastadoras, los pacientes y quienes están allegados a ellos pueden vivir negando la enfermedad. Como no quieren admitir que padecen demencia, los que tienen síntomas o quienes los perciben en un ser querido pueden optar al principio por atribuir los síntomas a una causa distinta: entre todo el grupo de alternativas figuran el estrés, la fatiga, la ansiedad, la depresión, los cambios hormonales y la mala capacidad auditiva.

Otro motivo frecuente para la demora del diagnóstico es que las víctimas se vuelven expertas en encubrir sus lapsos de memoria. Tienden a responder las preguntas en términos generales, para evitar admitir que no recuerdan los detalles. Recuerdo que mi madre siempre respondía a mis preguntas en términos generales. Si le preguntaba qué había hecho aquel día, era normal que me dijese: «Pues más o menos lo mismo que los demás días». Mi madre concluía nuestras conversaciones diciendo: «Bueno, sea lo que sea que tengas que hacer hoy, estoy segura de que te esforzarás por hacerlo bien». Mi madre ya había olvidado los planes que acababa de explicarle. Yo sabía que ella usaba esas tácticas para ocultar sus olvidos, y no la contradecía. Sus sentimientos eran sinceros y bien intencionados, y yo aceptaba que así fuera.

Diagnosticar la demencia se vuelve incluso más problemático

cuando todo el mundo reconoce el problema menos el paciente. Hasta cierto punto, la negación representa una defensa psicológica, porque todos nosotros queremos aferrarnos durante todo el tiempo que podamos a la vida que hemos disfrutado. Negar la demencia es una manera de intentar hacer esto. En otros casos, parece que la propia demencia impide a la víctima reconocer su problema. La parte del cerebro que debería percibir que algo anda mal ya no funciona. Negar la demencia no suele ser útil, porque frecuentemente consigue que la vida agradable que intentamos prolongar acabe frustrando no solo al paciente, sino también a sus familiares y a sus amigos.

Si empezamos a sospechar que exista demencia, la Asociación de Alzheimer nos proporciona una lista de diez síntomas tempranos que hemos de detectar:

- pérdidas de memoria que desorganizan la vida cotidiana
- dificultades para planificar o resolver problemas
- dificultad para realizar tareas conocidas en el hogar, en el trabajo o durante el tiempo de ocio
- confusión con el tiempo o el lugar
- problemas para comprender imágenes visuales o relaciones espaciales
- nuevos problemas con las palabras, ya sea al hablar o al escribir
- extraviar cosas y perder la capacidad de volver sobre sus pasos
- merma del juicio
- privación del trabajo o de las actividades sociales
- cambios en el estado de ánimo o en la personalidad[7]

Ninguno de estos cambios, por sí solo, es suficiente para diagnosticar alguno de los tipos de demencia, y hasta cierto punto cualquiera de ellos puede ser el resultado de otros factores, incluso otras

---

7. Alzheimer's Association, «10 Early Signs and Symptoms of Alzheimer's», consultada 19 mayo 2015, http://www.alz.org/alzheimers_disease_10_signs_of_alzheimers.asp#signs.

dolencias, el estrés, la depresión o la fatiga; sin embargo, cuando uno o más de uno de ellos perjudica de verdad la calidad de vida del paciente o la de sus seres queridos, hay que plantearse la posibilidad de que se trate de demencia.

Si te preocupa la demencia, te sugiero que consultes con tu médico de familia o de cabecera, alguien especializado en la práctica familiar, la medicina interna o la geriatría. El médico querrá obtener una historia detallada del problema directamente del paciente o por alguien que lo conozca bien. Este proceso, por sí solo, puede arrojar la información más útil para elaborar un diagnóstico. Además de la historia, seguramente el médico realizará un examen médico general que incluya algún tipo de evaluación cognitiva, como un mini examen de CI, para conocer el grado del problema. Si sospecha que se trata de demencia, el médico pedirá análisis de sangre, un electrocardiograma y probablemente una resonancia magnética, una tomografía axial computarizada (TAC) o una tomografía por emisión de positrones (TEP), para intentar determinar el origen exacto de la demencia y ver si existen causas tratables.

Estas pruebas no son necesarias para diagnosticar la demencia. Hay disponibles otras pruebas de laboratorio y psicológicas, que pueden resultar útiles en el diagnóstico temprano, quizá incluso antes de que se manifiesten los síntomas. Hay un tipo de tomografía TEP que puede cuantificar la cantidad de amiloide presente en el cerebro. Esta prueba puede predecir el inicio del Alzheimer años antes de que surjan los primeros síntomas, aunque no tiene una precisión absoluta. Considero que estas pruebas tienen un valor limitado. Iré cambiando de actitud a medida que vayamos contando con tratamientos más eficaces. Por último, debemos admitir que, en el caso de la enfermedad de Alzheimer, el diagnóstico raras veces es concluyente y es más frecuente que se categorice como «posible» o «probable». Históricamente, el único diagnóstico definitivo se emite basándose en una biopsia de tejido cerebral, que, afortunadamente, pocas veces es necesaria.

El Alzheimer de inicio temprano supone un reto único. Este problema se transmite por medio de los genes, presentes desde el nacimiento, y tales anomalías genéticas se pueden detectar a cualquier edad mediante los hemogramas. Opino que sería conveniente someter a estas pruebas a los hijos de los que son portadores del gen, y que es posible que ya empiecen a manifestar Alzheimer de inicio temprano. Si se descubre que transmiten el gen, es una prueba concluyente de que se verán afectados por la enfermedad. El reto estriba en que esta enfermedad tiene muchos grados de gravedad. Algunos portadores del gen pueden tener una esperanza de vida normal, y padecerán pocos síntomas. Otros pueden verse afectados gravemente en una edad tan temprana como son los treinta años. Es evidente que en el caso del Alzheimer de aparición temprana el proceso de realizar el examen tiene sus pros y sus contras, y entiendo por qué muchas personas prefieren no someterse a él. No creo que ni yo mismo lo quisiera.

¿Cuándo debe diagnosticarse la demencia?

He estado hablando de algunas de las ventajas y de los inconvenientes de diagnosticar la demencia. Ahora es el momento de ser totalmente prácticos, olvidar la teoría y preguntar: ¿Cuándo *es* el momento adecuado para diagnosticar que se trata de demencia?

El salmista ora diciendo: «Hazme saber, Jehová, mi fin» (Sal. 39:4). Lo que quiere decir es que desea admitir que su vida es pasajera, y que algún día morirá. No está diciendo que desea saber cómo serán los últimos días de su vida. Yo tampoco lo deseo. Sé que concluirán cuando esté delante de la presencia de Dios, y eso es todo lo que me importa. No quiero saber lo que sucederá entre este momento presente y entonces, y concretamente no me interesa saber si en mi futuro figura la demencia. Ni siquiera estoy seguro de que quiera saber si padezco demencia hasta llegar al punto en que exista la posibilidad de que haga daño a otra persona.

En mi trabajo intento determinar, sobre una base individual, cuándo debo emitir un diagnóstico de demencia. Algunos pacientes o sus familiares viven en una gran inquietud, frustrados al tener que convivir con alguien que padece las primeras fases de la demencia. Les molesta que les pregunten lo mismo dos veces, por no mencionar cuando se les pregunta incesantemente. Les preocupa que el paciente pueda hacerse daño. En estas circunstancias puede resultarles de ayuda conocer el diagnóstico. Otros la aceptan como si tal cosa, considerándola el proceso de envejecimiento normal, e intentan cambiar el estilo de vida de sus seres queridos para que se adapte a la merma de sus capacidades mentales, como por ejemplo privándoles de conducir un vehículo siempre que no sea estrictamente necesario.

A algunos pacientes, como hemos visto con David, les resulta útil conocer un diagnóstico definitivo, y otros, como Sara, salen perjudicados al conocerlo. He descubierto que, a la hora de emitir el diagnóstico, mi elección de las palabras a menudo determina el modo en que reacciona el paciente. Por ejemplo, hablar de «un problema de memoria» no resulta tan amenazador como usar el término *demencia*, y esta palabra, a su vez, provoca menos miedo que *Alzheimer*. Aunque siempre deseo ser totalmente sincero y directo al comunicarme con mis pacientes, este es un diagnóstico en el que estoy dispuesto a hacer concesiones. Me reúno con el paciente y su familia y hablo de un *problema de memoria*. Entonces puedo hablar en privado con los familiares y usar explícitamente el término *demencia* o incluso *Alzheimer*.

Por lo que respecta a mi propia salud, admito que tengo dificultades al pensar cuándo me gustaría saber si estoy desarrollando demencia. Tengo previsto que me hagan chequeos periódicos que incluyan análisis de sangre para detectar el índice de vitamina B12 y el estado de la tiroides, porque si existe una deficiencia se trata mucho mejor antes de que se desarrolle la demencia que después de su manifestación. Dado que los fármacos que se usan para tratar la demencia o retrasar la progresión de los síntomas pueden resultar más eficaces en las primeras fases, puede ser prudente solicitar un diagnóstico y un tratamiento tempranos. Por otro lado, si no quisiera tomar la medicación y más tarde me vuelvo más olvidadizo, pero nadie sale malparado por ello, espero que mi esposa y mi familia sean pacientes conmigo, no se frustren demasiado y me dejen seguir viviendo a mi manera. Sin embargo, si mi estado empieza a frustrar a otros o los pone en peligro, entonces, sin ninguna duda, quiero que me hagan pruebas para determinar si tengo demencia. Confío en que la frustración de mis seres queridos se enfoque en la demencia, no en mí, y les permita obligarme a que deje cualquier actividad que pudiera poner en peligro a otros. Agradezco (aunque me intimida un poco) que mi jefe exija que a medida que sus empleados médicos se hacen mayores pasen por exámenes cognitivos exhaustivos antes de permitirles seguir con su práctica médica.

¿Qué hay que hacer después del diagnóstico?

Después de que se les comunique el diagnóstico, los pacientes y sus familias tienen que sentarse con el médico para mantener una conversación abierta y franca. Deben conocer sobre el tipo de demencia de que se trata: su causa, su pronóstico y los diversos tratamientos disponibles. Resulta especialmente crucial que el médico enfatice que la persona que sufre demencia puede seguir teniendo una vida con sentido y feliz. Resulta de ayuda asegurar a los pacientes que no es que estén locos, que son las mismas personas que han sido siempre, y que sus familias las seguirán queriendo y apoyando. A los seres queridos hay que asegurarles que la víctima sigue siendo la persona a la que conocen y aman, aunque pueda parecer distinta. Hay que admitir francamente que, dado que todos padecerán alguna pérdida, está permitido lamentarse, e incluso, en determinados momentos, sentir ira y frustración.

Quizá la siguiente actividad más urgente sea celebrar una reunión con los miembros de la familia extendida y con los amigos íntimos que estén dispuestos a hablar de cómo cuidar al paciente. Me gusta recordar a la gente que este es el momento en que el término *familia* debe ser un verbo. La familia no es algo que somos, sino algo que hacemos. Si es posible, conviene que todo el peso de las decisiones y el cuidado del paciente de demencia se repartan entre el mayor número de personas, aunque normalmente es mejor que el paciente cuente con una persona que sea su cuidador principal y quien tome decisiones. He visto cómo algunas familias que tenían un progenitor afectado de demencia lo trasladaban de un hogar a otro cada mes, pero lo único que consigue esto es fomentar una confusión y una desorientación mayores en el afectado, y siempre ha sido un desastre. Pero incluso cuando hay una persona que es el cuidador principal, puede haber otras que realicen otras tareas, como lavar la ropa, la limpieza de la casa y la administración de la economía. Algunas de estas tareas se pueden realizar incluso a cierta distancia geográfica del paciente. También es importante organizar la jornada de tal modo que el cuidador principal disponga de varias horas libres cada semana y de algunos días cada mes.

Si el paciente aún no lo ha hecho, es el momento de asegurarse de que su cuidador cuenta con un poder general judicial para tomar decisiones de índole médica. Todos los estados permiten esto, aunque las leyes que los gobiernen pueden variar entre uno y otro. Los estados también cuentan con nombres distintos para estos tomadores de decisiones, como «responsable sustituto», «representante», «representante sanitario» y «abogado sanitario». Evidentemente es mucho mejor que sea el propio paciente el que especifique quién debe tomar decisiones médicas cuando él o ella ya no sea capaz de tomarlas. Este tomador de decisiones debería estar dispuesto a ayudar y tener la libertad de hacerlo; debe ser alguien que conozca bien los deseos y los valores del paciente y tenga la capacidad de tomar decisiones difíciles. La persona idónea tomará las mismas decisiones que hubiera tomado el paciente si sus capacidades se lo hubieran permitido. A esto se le llama «juicio sustitutivo», y solo es posible si el paciente ha dejado claros esos deseos antes de tener problemas intelectuales. El apéndice de este libro contiene una carta que he escrito para mi familia, que puede resultarte de ayuda como punto de partida para tocar ese tema, y quizá prefieras escribir tu propia carta.

Si el tomador de decisiones no conoce los deseos del paciente, se puede emitir una determinación «en beneficio» del paciente que consensue lo que se considera mejor para él o ella. La mayoría de los estados norteamericanos ofrecen en la Internet formularios de «poderes notariales». Busca «instrucciones anticipadas sobre futura atención médica» y luego pon el nombre de tu estado. Además del poder notarial, también puede ser conveniente redactar y firmar un testamento en vida y, cuando sea pertinente, una orden para no resucitar al paciente en caso de que muera, un documento que en muchos estados se llama POLST (una directiva del médico para la preservación de la vida). Hay que hablar con el médico de todos estos documentos, y conservar en los archivos médicos ejemplares de los mismos.

El siguiente paso para un paciente, una vez se ha emitido un diagnóstico y mientras conserva cierto grado de capacidad intelectual, consiste en pedir a un abogado que redacte documentos que permitan que otra persona supervise la economía del paciente. Recuerdo a mi querida amiga Liz, quien, en las primeras fases de demencia, fue víctima de un fraude telefónico y acabó perdiendo miles de dólares. La situación se podría haber evitado si Liz hubiera otorgado el control de su cuenta bancaria a uno de sus hijos.

Mi padre fue, durante toda su vida, un fiel contribuyente a diversas organizaciones cristianas. A medida que aumentaba su demencia, algunos «amigos» que eran entusiastas seguidores de un partido político le convencieron de que donase grandes sumas a ese partido. Nos alegramos de que mi padre hubiera nombrado a mi hermana para que firmase junto con él todos los cheques emitidos. Pudo interceptarlos y reducir significativamente las sumas donadas a los grupos políticos, lo cual permitió a mi padre seguir apoyando las causas que habían sido su pasión durante toda su vida.

Además de hacer preparativos médicos y legales, los cristianos deben prepararse espiritualmente para la demencia. Es necesario que hablen con su pastor o con algún otro líder espiritual del diagnóstico y de las necesidades pertinentes. Todos los afectados deben tener la seguridad de que Dios les sigue amando y cuidando de ellos. Si el diagnóstico se ha hecho público, la iglesia debería orar regularmente por los pacientes y por quienes les cuidan. También puede ser útil preguntar si la iglesia podría asignar a alguien que le ayudase a coordinar la asistencia en el futuro, a medida que vayan surgiendo otras necesidades. Por último, quizá el pastor pueda poner en contacto a las víctimas y a sus familias con otros miembros de la congregación que se enfrentan a un reto parecido, para que se animen mutuamente, oren juntos y compartan consejos de utilidad.

Un auténtico dilema es decidir a quién informar del diagnóstico. Esta enfermedad lleva asociado un estigma social inevitable, que hace que algunos se mantengan alejados de quienes padecen demencia o incluso los marginen. Por otro lado, quienes no se les ha informado de que una persona tiene demencia pueden mostrarse insensibles y descorteses con ella. Propongo que, como mínimo, se informe a los que mantienen un contacto estrecho con el paciente, que incluye a aquellos en la industria de servicios, como peluqueros o camareros de los restaurantes que más frecuente el paciente. Esto prepara a las personas para interactuar de forma correcta con la víctima de demencia. No es necesario informar a otros sobre el diagnóstico de demencia de una persona a menos que la conducta de esta les sorprenda o les asuste. A menudo será suficiente un simple «Perdone, tenemos un problema de memoria» del cuidador, y ya se correrá la voz. La Asociación de Alzheimer aconseja disponer de una tarjeta informativa que explique brevemente el estado del paciente, y que se pueda entregar en esas situaciones difíciles.

Oración

Padre celestial, me siento como si empezara un viaje por un país desconocido cuyo idioma no conozco, y donde no sé cómo actuar. Es evidente que necesito una sabiduría que solo puede venir de ti. Sin tu ayuda estoy perdido, así que te ruego que tu Espíritu me guíe. Y te ruego que, sea cual sea el modo en que la demencia impacte en mi vida, pueda reaccionar de un modo que te honre. Te pido esto por mi bien y para tu gloria. Amén.

4

¿Se puede prevenir o tratar la demencia?

Ahora que hemos examinado los factores que participan en el diagnóstico, es hora de plantearse de qué ayuda disponemos. Partiremos de algunas opciones médicas y luego veremos algunas maneras más personales de ayudar. A medida que David y Dania fueron aprendiendo a enfrentarse con la demencia de David, les animé a que participasen en dos grupos de apoyo, uno para pacientes con demencia temprana, como David, y otro para cuidadores como Dania. Lamentablemente, esos grupos se reunían a 80 kilómetros de su hogar. Asistieron a un encuentro, pero luego decidieron que los beneficios obtenidos al asistir no compensaban la dificultad de hacer un trayecto tan largo en medio del abundante tráfico urbano. Como alternativa, empezaron a dar paseos juntos regularmente y siguieron con una dieta saludable, y Dania encontró algunos juegos de los que podían disfrutar juntos. También receté a David dos medicamentos, uno para la demencia y el otro para la depresión. Después de varias semanas, Dania se dio cuenta de que David no lloraba tanto como antes y no dependía tanto de ella; sin embargo, no le parecía que los fármacos ayudasen a su memoria significativamente. Afortunadamente, su seguro pagaba los medicamentos, que eran muy caros, y David los toleraba bien.

Formas de reducir el impacto de todos los tipos de demencia

La mala noticia, como verás, es que actualmente no hay ninguna manera conocida de mejorar los cambios microscópicos que se producen en el cerebro y que provocan las demencias más conocidas. La buena noticia es que hay medios para reducir el impacto de la demencia y, así, mejorar la calidad de vida para el paciente y para el cuidador. Entre las vías para aliviar todo tipo de demencia figuran las siguientes:

Ejercicio. Treinta minutos de ejercicio físico al menos cinco días a la semana pueden mejorar la circulación sanguínea en el cerebro, y es una manera de reducir el riesgo de caídas, un problema que para los pacientes con demencia supone un riesgo más elevado que para otras personas.

Dieta. Tomar una dieta rica en aceite de oliva, frutos secos y vegetales, y baja en carnes rojas y grasas saturadas (como la dieta mediterránea) beneficiará a los afectados por la demencia, como lo hace con el resto de nosotros. Puede resultar especialmente útil para prevenir la demencia vascular. Muchos defienden la ingesta de vitaminas concretas y complementos para aliviar la demencia, pero aunque la mayoría de ellos no hace ningún daño, no hay estudios que confirmen sus beneficios a largo plazo, y tienen la posibilidad de interferir con otros medicamentos. En algunos estudios se ha demostrado que la vitamina E puede beneficiar a los pacientes, aunque su efecto es limitado.

Medicación para dolencias relacionadas. A menudo, la depresión va asociada a la demencia, y el uso de un antidepresivo como la sertralina (Zoloft) o el citalopram (Celexa) puede ser de gran ayuda. Un trastorno estrechamente relacionado con la demencia pero muy diferente a ella es la apatía que provoca, que no responde a los antidepresivos pero que puede funcionar bien junto a la administración de un estimulante como el metilfenidato (Ritalin).

Vista y oído. La corrección de problemas visuales, incluso la extirpación de cataratas, y la mejora del oído mediante el uso de audífonos nos ayuda a mantenernos más en contacto con el mundo que nos rodea, lo cual tiene una importancia esencial para quienes padecen demencia. No hace falta que diga que resulta muy difícil recordar algo cuando no vemos u oímos bien. La mejora auditiva puede contribuir a la memoria, así como también estimular al cerebro de otras maneras.

Participación social. Quienes mantienen relaciones sociales y se centran en ellas, no en sí mismos sino en otros, están mejor que las personas que se mantienen aisladas.

Vida espiritual. Se ha demostrado que quienes siguen practicando su religión, asisten a la iglesia y mantienen su espiritualidad se enfrentan mejor a sus limitaciones mentales.[8] Una vida de oración regular puede convertirse en parte de la memoria procedimental y persistir después de bastante tiempo de haberse desarrollado la demencia.

Usar el cerebro. Es de sentido común seguir usando y fortaleciendo las partes del cerebro que siguen funcionando bien. Puede ser beneficioso hacer actividades como manualidades, tejer y crucigramas u otros juegos de letras. Leer y ver la televisión puede ser valioso solo si te tomas tiempo de anotar o comentar tus reacciones. De otro modo, no son más que actividades pasivas que no exigen pensar mucho.

Mantener un programa regular de actividades. Levantarse por la mañana y acostarse por la noche a la misma hora, y tomar los alimentos dentro del mismo horario ayudan en parte.

Respetar la dignidad de los afectados por la demencia. La

---

8. Celia F. Hybels, Dan G. Blazer, y otros, «The Complex Association between Religious Activities and Functional Limitations in Older Adults», *Gerontologist* 52 (octubre 2012): pp. 676-85.

premisa básica de este libro es defender la dignidad de todo ser humano, y es una de las formas más eficaces de mejorar la vida para los afectados por la demencia.

En el sentido contrario, hay una serie de prácticas del estilo de vida que pueden empeorar la demencia, como las siguientes:

El estrés y la falta de sueño. Simplificar la vida para reducir el estrés y descansar lo necesario son cosas que pueden retrasar la incidencia de la demencia.

El tabaco. Fumar no solo aumenta el riesgo de padecer una embolia y una demencia de tipo vascular, sino que puede inducir a una merma del nivel de oxígeno en sangre, que perjudique aún más el cerebro.

El alcohol. El consumo de alcohol es tóxico para las células cerebrales y, dado que sus efectos son más rápidos a medida que envejecemos, resulta especialmente perjudicial para quienes padecen demencia.

Tratamientos excesivos de la hipertensión o la diabetes. Esto puede reducir el riego sanguíneo en el cerebro o la glucosa en sangre que este necesita.

Nivel de oxígeno crónicamente bajo. Se ha demostrado que el bajo nivel de oxígeno, ya se deba a una enfermedad pulmonar, a las apneas del sueño o a la anemia, acelera la demencia en algunas personas.

La anestesia. Hay determinados anestésicos que pueden provocar un descenso repentino de la presión sanguínea, contribuyendo a la lesión cerebral.

Fármacos. Hay algunas medicinas que se suelen asociar con el empeoramiento de la cognición. Las peores en este sentido son los tranquilizantes y los somníferos. Sin embargo, admito que hay momentos en que la conducta de quienes tienen demencia se vuelve tan perturbadora que los sedantes son necesarios para impedir que se hagan daño a sí mismos o a otros. Si es necesaria una ayuda para dormir, suelo recomendar melatonina o los antidepresivos trazadona y mirtazapina.

La mayor parte de los medicamentos recetados para la incontinencia urinaria se han asociado también con un empeoramiento de la demencia, así como también los antihistamínicos, que a menudo provocan somnolencia. Las estatinas son un tipo de fármaco que se usa para reducir el colesterol y que, a veces, empeora la demencia, pero los beneficios de su consumo (entre los que se cuenta la reducción del riesgo de padecer una demencia vascular) compensan con creces los riesgos. Hay algunos antidepresivos tricíclicos que también agudizan la demencia, como pueden hacerlo las medicaciones alfabloqueantes usadas para tratar la hipertensión.

Viajes o estancias en el hospital. Los acontecimientos que interrumpen la rutina cotidiana, incluso los viajes de fin de semana, resultan desorientadores y a menudo inquietantes para los pacientes con demencia.

Abuso verbal. Tratar de forma menospreciadora o insultante a una persona que padece demencia es una forma infalible de agravar los problemas cognitivos.

Las demencias degenerativas

Tal como mencioné antes, las demencias degenerativas (que incluye la enfermedad de Alzheimer, la de cuerpos de Levy, la enfermedad de Parkinson y la degeneración frontotemporal) son las más frecuentes. Por lo que respecta al Alzheimer, debemos comprender que la que parece ser la causa subyacente básica, las placas y los enredos en los tejidos cerebrales, se desarrolla durante veinte años antes de que el paciente se vuelva sintomático. A quienes intentamos tratar el Alzheimer nos frustra que la medicina no ofrezca ninguna solución para interrumpir el desarrollo de esos cambios microscópicos. Sin embargo, hay algunos medicamentos prometedores que actualmente se están estudiando y que podrían hacer justo eso.

Se piensa que, una vez se han formado del todo las placas y los enredos, estos son los responsables de la muerte de las células cerebrales y los que conducen a una deficiencia de las sustancias químicas llamadas «neurotransmisores», cuya misión es la de transmitir señales de una célula a otra. La deficiencia de estas sustancias puede fomentar aún más la muerte de las neuronas. Los síntomas de la demencia solo se vuelven visibles después de que ese proceso ha estado activo durante algún tiempo (varios años). Los fármacos que se recetan hoy contra la demencia hacen que aumente el número de neurotransmisores en el cerebro. Dado que no llegan hasta la raíz del problema, a menudo digo que son como llamar al equipo de artificieros después de que se haya producido una explosión. Una vez dicho esto, hay determinados casos en los que parecen ayudar, e incluso si no lo hacen pueden retardar el progreso de la enfermedad. Por este motivo a menudo vale la pena probarlos y, si el paciente los tolera, es razonable que siga tomándolos.

Actualmente hay dos clases de medicación que están aprobadas por la Administración Federal de Drogas (*FDA*, por sus siglas en inglés) para su administración en los casos de demencia. La primera clase se llama la de los «inhibidores de la colinesterasa». En esta categoría se incluyen:

- Donepezilo (Aricept), el único fármaco permitido para todas las fases de la demencia.
- Galantamina (Razadyne), aprobado para la demencia leve o moderada.
- Rivastigmina (Exelon), aprobada también para la demencia leve o moderada. Este fármaco se presenta en cápsulas o parches, que son idóneos para las personas a quienes les cuesta tragar pastillas.

Todos estos inhibidores de la colinesterasa son bastante caros y pueden provocar malestar estomacal, deposiciones frecuentes y descenso del ritmo cardíaco. En algunos casos, estos fármacos no reducen los problemas de memoria, pero sí algunas de las conductas indeseadas asociadas con la demencia, lo cual justifica sin duda su uso. La segunda categoría de medicamentos, la memantina (Namenda), funciona de una forma muy parecida pero afecta a un neurotransmisor distinto, de modo que puede complementarse con los inhibidores de la colinesterasa. Los efectos secundarios de la Namenda son, entre otros, cefaleas, confusión, estreñimiento y mareos. Está aprobada para pacientes con demencia de moderada a grave y, en ocasiones, aporta unos beneficios adicionales cuando se toma conjuntamente con uno de los inhibidores de la colinesterasa.

Además de los fármacos para la demencia, los medicamentos antidepresivos pueden ayudar al paciente a sentirse mejor y reducir algunos de los estallidos emocionales y de las perturbaciones de sueño que pueden darse durante el desarrollo de la enfermedad.

Aparte del Alzheimer, las otras formas de demencias degenerativas no responden tan bien (o en absoluto) a todos estos medicamentos. Hay evidencias de que la rivastagmina (Exelon) puede ser beneficiosa para quienes padecen demencia por cuerpos de Lewy, sobre todo para los que tienen alucinaciones visuales. La demencia frontotemporal no responde a ninguno de estos fármacos, pero puede funcionar mejor con el antidepresivo citalopram (Celexa).

Las demencias vasculares

Quienes padecen una demencia vascular cuentan con más opciones. Los tratamientos para la prevención de la embolia reducen el riesgo de demencia vascular, y estos incluyen cambios en el estilo de vida y fármacos para controlar la presión sanguínea, el colesterol, la diabetes, la obesidad, las apneas del sueño y el estrés. Detectar y tratar la fibrilación atrial es una manera de evitar la demencia vascular. La fibrilación atrial se produce cuando las cámaras superiores del corazón (los atrios) dejan de latir como debieran, permitiendo que en ellos se formen coágulos. En ocasiones, esos coágulos pueden romperse y ascender hasta el cerebro, donde provocan una embolia grave o una serie de embolias pequeñas y que a menudo no se detectan. A medida que se acumulan las embolias leves, pueden conducir a la demencia. La incidencia de estos coágulos se puede reducir en más del cincuenta por ciento si se toma un anticoagulante de la sangre, como Coumadin (warfarina) o uno de los nuevos productos a la venta. El mero hecho de tomar una aspirina cada día reducirá en cierta medida el riesgo de que se formen esos coágulos. No es demostrable la eficacia de los fármacos contra el Alzheimer para el tratamiento de las demencias vasculares. Por lo que respecta a este tipo de dolencias, no cabe duda de que es mucho mejor prevenir que curar.

Otras demencias

Las opciones terapéuticas para algunas de las otras causas de la pérdida de la memoria que se parecen a la demencia son más esperanzadoras. Los problemas neurológicos causados por los niveles bajos de la hormona tiroidea o de las vitaminas B1 y B12 se puede reducir tremendamente, y en ocasiones mejorar, recurriendo a la terapia de sustitución pertinente. Los hematomas subdurales se pueden vaciar quirúrgicamente. El hidrocéfalo de presión normal se puede aliviar a veces en el quirófano, mediante la inserción de un elemento que drene el exceso de fluido. Es posible tratar la mayor parte de las causas infecciosas. Lamentablemente, no existe tratamiento médico para las causas de algunas demencias, como la enfermedad de Huntington.

Recursos espirituales

Sería un descuido acabar este análisis del tratamiento para la demencia sin mencionar la oración, un privilegio que tenemos como cristianos cuando nos enfrentamos al reto que supone cualquier enfermedad: «¿Está alguno enfermo entre vosotros? Llame a los ancianos de la iglesia, y oren por él, ungiéndole con aceite en el nombre del Señor. Y la oración de fe salvará al enfermo, y el Señor lo levantará; y si hubiere cometido pecados, le serán perdonados» (Stg. 5:14-15). A Dios le interesa nuestra sanidad física, mental, emocional y espiritual. El sufrimiento individual que provoca la demencia necesita nuestras oraciones por todos estos ámbitos. Mientras que el pasaje de Santiago destaca que son los ancianos de la iglesia quienes deben orar, no limita esta actividad solo a los ancianos; todos los creyentes deben orar por la sanidad de otros. Es posible que Dios no responda siempre a nuestras oraciones cambiando las circunstancias; a veces responde alterando nuestra actitud hacia ellas, y permitiéndonos superarlas contando con su gracia.

Oración

Padre celestial, al enfrentarme a la demencia soy plenamente consciente de que hay poco que yo pueda hacer para controlar la propia enfermedad. Te doy las gracias porque mi vida está en tus manos y puedo confiar en ti. Te ruego que tenga sabiduría para aprovechar los tratamientos que has dispuesto, pero sé que no servirán de nada a menos que obres en ellos. Te doy las gracias porque en tus manos está la capacidad de curar y, si es tu voluntad, oro por ello. Si no es así, te pido la capacidad de soportar la dolencia, y que la demencia cumpla tu propósito soberano, porque sé que eres amante y poderoso. Pido esto para mi bienestar y para tu honra. Amén.

5

¿Cómo se siente quien padece demencia?

Nuestro Dios es compasivo, y también nosotros debemos serlo. La compasión no consiste solamente en manifestar amor y amabilidad, sino también en comprender cómo se sienten otros y luego permitirnos sentir lo mismo. Significa dedicar tiempo y esfuerzo a meternos en sus vidas para ver el mundo como ellos lo ven. Por ejemplo, si están frustrados debemos permitirnos sentir esa frustración. Esto es crucial cuando tratamos a los afectados por la demencia. Pregúntate cómo sería despertar cada mañana con la vejiga llena pero sin estar seguro de dónde estás o dónde se encuentra el lavabo. Imagina cómo sería ver que alguien que solo te es vagamente familiar empieza a desvestirte. ¿Y cómo te sentirías si empezases a decir algo pero todas tus palabras salieran como galimatías ininteligibles? Te sentirías fatal, como es lógico. No es de extrañar que quienes tienen demencia se sientan frustrados, se echen a llorar o tengan estallidos de ira. Como manera de fomentar la compasión quiero que eches un vistazo a cómo se siente una persona con demencia.

David y Dania aprendieron a vivir con la frustración. Uno de los primeros cambios que percibió Dania en David fue la irritabilidad, sobre todo cuando estaban haciendo más de una cosa a la vez. Si estaban manteniendo una conversación mientras el televisor atronaba de fondo, David se molestaba mucho porque no lograba concentrarse en lo que le estaba diciendo Dania. David también se enfadaba cuando no encontraba las llaves del coche. Intentaba acordarse de colgarlas justo al lado de la puerta, pero de vez en cuando se olvidaba y se las metía en el bolsillo. Más tarde pensaba que alguien las había tomado del colgador. Una vez David llegó a acusar a Dania de haber escondido las llaves para gastarle una broma. Dania intentó comprender y superar una lista cada vez mayor de manías. David comenzó a pegarse a ella, queriendo estar en todo momento a su lado, dado que cada vez se sentía más incómodo al enfrentarse a nuevas situaciones y a personas desconocidas. Dania, que valoraba su propio espacio y quería tener algún tiempo para ella, no se tomó como un cumplido el deseo de David de estar con ella.

David admitió que estaba cambiando, y sabía que algo iba mal. En ocasiones podía expresar verbalmente sus frustraciones; otras veces no podía: simplemente se sentaba y se echaba a llorar. Aunque no era fácil, hay que admitir que Dania intentó pacientemente sentarse a su lado, tomarle de la mano y preguntarle cómo se sentía. De vez en cuando, hablar con ella hacía que David se sintiera mejor y, a menudo, se olvidaba de qué le había molestado. A medida que Dania se iba familiarizando con la demencia, cada vez fue más compasiva, porque empezó a ver el mundo a través de los ojos de David.

Las emociones propias de la demencia temprana a la intermedia (Etapas 1 y 2)

Para fomentar nuestro entendimiento de la persona que tiene demencia y nuestra compasión por ella, resulta útil considerar primero las distintas experiencias y emociones de quienes se encuentran en las etapas temprana e intermedia de la enfermedad. Esto nos pondrá en una posición más idónea para responder positivamente a ellas.

Una característica de la demencia es lo restrictiva que puede ser. Antes de que se manifieste la demencia, las víctimas viven en un mundo grande. Les interesan algunos de los acontecimientos que tienen lugar por el planeta; les gusta salir y viajar a diversos lugares. Son conscientes de la historia y les interesa saber cómo los sucesos pasados influyen en el presente. También saben que lo que sucede en el presente afectará al futuro, y esta consciencia les ayuda a determinar las decisiones que toman. Con la aparición de la demencia, su mundo personal empieza a encogerse, y dejan de interesarse tanto por los sucesos en el mundo más amplio. Están bastante satisfechos de quedarse en su ciudad natal, que luego se reduce a su barrio, más tarde a su casa y al final a su dormitorio. De igual manera, no recuerdan el pasado, o les da lo mismo, y ya no se preocupan por el futuro. Al final acaban pensando solo en ellos mismos. Podemos pensar: «¡Qué triste! Fíjate en todo lo que se están perdiendo». Pero a ellos no parece inquietarles tanto como a nosotros. Aún tienen la capacidad de disfrutar del presente y, sin otras cosas que compitan con este, el momento y el lugar presentes se convierten en lo más importante para ellos.

También es esencial comprender las emociones que con frecuencia se asocian con la demencia, y que yo he tenido muchas oportunidades de observar. Está claro que no todas las personas que padecen demencia manifiestan respuestas parecidas, pero a continuación he hecho una lista de las emociones que hay que buscar. Las escribo como si tú fueras el paciente de demencia, para ayudarte a que sepas cómo te sentirías.

Aburrido. Apartado de una vida ocupada, productiva, no logras hacer nada. La vida es aburrida.

Alienado. Tus amigos te tratan de otra manera. No te hablan como solían hacerlo, y ya no te piden que hagas cosas con ellos. Das por hecho que ya no les caes bien.

Apático. Has cometido tantos errores y te has puesto en ridículo tantas veces que fácilmente llegas al punto en que te da igual. Prefieres sentarte y no hacer nada en lugar de intentarlo y fracasar.

Avergonzado. Siempre fuiste bastante agudo, pero ahora cometes muchos errores. Sabes que tus problemas son evidentes para otros, pero no puedes hacer nada al respecto, de modo que prefieres apartarte de la gente para evitar la vergüenza. Cuando te piden que hagas algo, te niegas, porque tienes miedo a equivocarte.

Deprimido. Hay pocas cosas que te hagan feliz. Ya no recuerdas la última vez que te sentiste realmente bien.

Desatento. Ya no logras concentrarte. Cuando lees, no retienes la información, y no logras seguir un argumento en televisión.

Desesperanzado. En las primeras etapas de la demencia, cuando aún eres consciente del diagnóstico y del pronóstico, admites que tu estado solo empeorará, y resulta difícil encontrar un fundamento para la esperanza.

Dominado. Estabas acostumbrado a tomar muchas decisiones y eras capaz de controlar la mayoría de las áreas de tu vida, pero ahora ya no puedes. Aunque te molesta que otros tomen el control, en lo más hondo sabes que necesitas ayuda, y les agradeces que se encarguen ellos.

Frustrado. Olvidas muchas cosas y no logras captar nueva información. Tienes pensamientos que quieres expresar, pero no logras organizar las frases o encontrar las palabras idóneas. Sientes deseos de llorar.

Ignorado. La vida sigue a tu alrededor, pero tú estás ahí sentado. La gente te habla, pero dicen las cosas tan rápido que no las entiendes, y no se toman el tiempo de escucharte. Parece que no les importas.

Insignificante. Tu vida solía estar llena de actividades con sentido que contribuían al mundo que te rodea, pero ahora han desaparecido todas.

Irritable. ¡Pasan tantas cosas que no entiendes! Eso te molesta. Te enfadas con alguien que sabes que intenta ayudarte, y eso aún te irrita más. De alguna manera te das cuenta de que ese no eres «tú», pero pareces incapaz de controlarlo.

Solo. Quieres apartarte de otros, pero echas de menos estar con gente. Sigues deseando la presencia de otras personas; quieres sentirte respetado y amado. Deseas que te toquen, te abracen y te besen, pero asustas a algunas personas, y no se dan cuenta de que tienes estas necesidades.

Suspicaz o paranoide. Cuando no encuentras algo que estás seguro de que dejaste en un lugar concreto, piensas que alguien te lo ha robado. Oyes hablar a la gente, pero no acabas de entender bien lo que dicen, y sospechas que están hablando de ti.

Temeroso. Sabes que te está pasando algo horrible, y eso te asusta. El miedo se ha convertido en parte de tu experiencia cotidiana; ¡son tantas las cosas que pasan a tu alrededor y que no entiendes! Oyes un ruido fuerte y, al no reconocer qué lo ha producido, tienes miedo de que algo te haga daño.

Otros cambios propios de la demencia temprana

Una pregunta que me hacen a menudo es qué parte de la personalidad de un individuo antes de que le afecte la demencia se transmite a la vida posterior a ella. Antes ya vimos que algunas personas sanas son más independientes, mientras otras son más dependientes; algunas son más alegres y otras más melancólicas; algunas son confiadas y, otras suspicaces; algunas son extrovertidas, mientras que otras prefieren estar solas. Sean cuales fueren los rasgos de nuestra personalidad anterior a la demencia, seguro que hay restos que persistirán a medida que progrese la enfermedad. También puede suceder que la falta de inhibición asociada con la demencia permita que algunos aspectos de nuestra personalidad, que antes ocultábamos, se manifiesten de formas inesperadas. Si éramos personas apacibles y cariñosas, podemos volvernos alborotadoras e incluso antipáticas. Si normalmente confiábamos en los demás, podemos volvernos suspicaces y paranoides; y, si por lo general éramos felices, podemos convertirnos en viejos gruñones. Afortunadamente, a veces pasa lo contrario, y unos rasgos anteriores que resultaban frustrantes se pierden o se reducen, de modo que es más fácil convivir con ellos.

Una variable que afecta profundamente la manera en que las personas experimentan la demencia es el grado en que son conscientes de la naturaleza y del grado de sus limitaciones. Algunas personas son muy conscientes de sus deficiencias y necesitan un alto grado de simpatía, amor y ánimo. Es posible que puedan hablar sinceramente de su situación y expresar sus frustraciones, lo cual les permite beneficiarse de un grupo de apoyo y estar abiertas a sugerencias sobre modos de mejorar su situación.

Otras, que carecen de esa visión, ignorarán su problema y seguirán con su vida, pensando que en este mundo todos tienen un problema, pero sin duda ellas no. Esta falta de comprensión se asocia especialmente con la degeneración frontotemporal. En estos casos, no es una simple negación sino que forma parte de la propia enfermedad; simplemente, la parte del cerebro diseñada para reconocer recuerdos, juicios y conducta no funciona. Quienes no se dan cuenta de su problema necesitan salvaguardas para su seguridad y la de otros a los que podrían poner en peligro. Además, no es probable que se beneficien de un grupo de apoyo, ni estarán abiertos para debatir sobre su situación. Las que conservan ese discernimiento son mucho más duras con ellas mismas; quienes no lo tienen dificultan la vida a las demás.

Muchos lamentan las pérdidas fruto de la demencia. La pérdida de la productividad, junto con la de muchas relaciones, la independencia e, incluso, algunos recuerdos, puede llevar al sufrimiento. Algunos enfermos de demencia pueden pasar también por períodos en los que lamentan una pena antigua como si fuera nueva. Lourdes había perdido a su madre veinte años antes y realizó un duelo correcto. Cuando contrajo demencia, preguntaba por su madre y, cuando le decían que había muerto, se ponía a llorar histérica una y otra vez.

En el lamento de la demencia puede haber fases parecidas a las que observó Elisabeth Kübler-Ross en pacientes terminales.[9] Estas

---
9. Elisabeth Kübler-Ross, *Sobre la muerte y los moribundos* (México D.F.: Debolsillo, 2011), cap. 2.

incluyen la negación, la negociación (intentar hacer algo para modificar el resultado), la ira, la depresión y entonces, a veces, la aceptación. Estas fases no progresan necesariamente de forma secuencial; cada una se puede experimentar en distintos momentos. Dorothy y yo observamos esas etapas a medida que su madre progresaba en su demencia. Al principio negaba que tuviera un problema, y estaba muy decidida a seguir viviendo de forma tan independiente como lo había hecho hasta ese momento. Más adelante, cuando sintió que había llegado el momento de abandonar su hogar en St. Louis y trasladarse a una residencia asistida cerca de nosotros, en la zona de Chicago, se puso furiosa, como es comprensible. Tras esto vino un período de depresión en la que no quería hacer nada ni conversar con nadie. Sin embargo, meses más tarde aceptó mejor el hecho de que tenía demencia, así como los cambios que esta produjo en su vida.

Ya que somos cristianos, también debemos interesarnos por el modo en que la demencia afecta a las personas espiritualmente, incluso desde sus primeras fases. En este sentido, cada individuo tiene su propia historia. No obstante, puede haber temas comunes. Algunos empezarán a cuestionarse el amor y el poder de Dios. Puede que pregunten «¿Por qué yo?», y cuestionar si Dios tiene algún propósito para la situación que están viviendo. Lo más típico es que pierdan la vitalidad de su caminar diario con Dios. Quizá les resulte más difícil concentrarse cuando están en la iglesia, cuando leen la Biblia o asisten a una reunión en grupo. Pueden desanimarse espiritualmente. Por fortuna, hay otros que reconocerán su dependencia de Dios y aprenderán a confiar en Él en un nivel más profundo.

La experiencia de la demencia moderada

A medida que progresa la demencia, los pacientes pueden ser menos conscientes de sus deficiencias. Aun así, siguen presentes muchas de las emociones experimentadas en las primeras etapas de la demencia. En la fase moderada pueden producirse también confusiones interpretativas, que hacen que el paciente malinterprete cosas y sucesos. Escuchan un ruido en el cuarto de al lado y piensan que puede tratarse de un ladrón.

Recuerdo cuando mi madre, sumida en una de estas confusiones, pensaba que yo era mi padre, lo cual es habitual. Otros pueden creer que están en el hogar de su infancia. Estos delirios no son alucinaciones, que también puede darse en esta etapa, pero debido a las cuales la persona puede ver o escuchar cosas que no están ahí. En cierto sentido, los delirios y las alucinaciones pueden no diferenciarse mucho de los sueños o de las pesadillas, y la diferencia estriba en que se producen cuando el paciente está despierto.

La experiencia espiritual de quienes padecen demencia moderada se parece a la de las personas en la primera fase, pero es más difícil. El pastor Robert Davis nos ofrece cierta visión partiendo de la crónica de su viaje por la demencia, que escribió con la ayuda de su esposa. Antes de la demencia, había tenido durante toda su vida adulta una relación estrecha y satisfactoria con el Señor. Pero, a medida que progresaba su demencia, empezó a sentir terror cuando se despertaba por las noches para detectar una «negrura» en su mente. No era solo la incapacidad de sentir la presencia de Dios; es que no sentía nada. Escribió: «Ahora descubrí el golpe más cruel de todos. Esa relación personal y tierna que tenía con el Señor había desaparecido. Aquella época de amor y de adoración ya no estaba. Ya no me embargaban sentimientos de paz y de gozo».[10] Pero la historia no acababa aquí. Sigue diciendo: «Por pura fe firme, sabía que Dios estaba allí y que Cristo era mi Salvador. Sin embargo, habían desaparecido los sentimientos que me acompañaron toda la vida». Más adelante explica cómo respondió el Señor a su oración. Una noche le pareció escuchar la voz del Señor que decía: «Toma mi paz. Deja de luchar. Todo está bien. Todo está conforme a mi voluntad para tu vida. Ahora te libero del pesado yugo del pastoreo que puse sobre ti. Relájate y deja de luchar en tu búsqueda desesperada de respuestas. Yo te sostendré. Reposa en los brazos de tu Pastor y toma mi paz».[11]

Por el contrario, algunas víctimas de la demencia experimentan beneficios espirituales a medida que empeora su estado. Olvidan la culpa por los pecados pasados, que habían acarreado durante su

---

10. Davis, *My Journey into Alzheimer's Disease*, p. 47.
11. *Ibíd.*, p. 55.

vida, así como la consiguiente lucha por aceptar el perdón de Dios en Cristo. Quienes estaban acosados por la ansiedad y la inquietud constantes se ven libres de la tensión a medida que son menos conscientes del mundo que les rodea. En algunos casos, la demencia contribuye a la victoria del creyente sobre el pecado y, en este sentido, contribuye a purificar su conciencia. Los pensamientos pecaminosos que en momentos anteriores de su vida interfirieron en su comunión con Dios se vuelven menos relevantes. Dios también puede usar la demencia para librarlos de recuerdos que no le honran, incluso del orgullo fruto de los éxitos personales. Si el orgullo les ha impedido aceptar humildemente la gracia de Dios, la humildad de la demencia les permite encontrar una nueva paz en el amor divino incondicional.

La demencia grave

Si somos totalmente sinceros, no sabemos cómo se sienten las personas que tienen un grado avanzado de demencia, porque las víctimas no son capaces de compartir su experiencia. En esta fase las personas yacen en la cama y raras veces manifiestan respuesta alguna. Aunque sean capaces de hilvanar palabras, raras veces sus palabras tienen sentido, y no nos dan ninguna pista sobre lo que pasa en sus mentes. Lo único que nos quedan son preguntas: ¿Sus pensamientos tienen sentido para ellos aunque no puedan expresarlos? ¿Entienden lo que les decimos? ¿Se sienten amados por quienes cuidan de ellos? ¿Son siquiera conscientes de quienes les rodean? ¿Tienen consciencia de Dios? El Espíritu Santo ¿sigue siendo una fuente de consuelo? No tenemos respuestas para estas preguntas y, si las tuviéramos, es probable que fueran distintas entre una persona y otra y en diversos momentos de sus vidas.

Aunque solo podemos especular, es razonable pensar que quienes padecen una demencia avanzada no son terriblemente conscientes de su situación. Es probable que no les moleste su incontinencia u otras cosas que anteriormente les habrían avergonzado. Sospecho que resulta mucho más angustioso observar a una persona con demencia grave que ser quien la padece.

Algunas personas con demencia tienen paz emocional, y de vez en cuando responden con una sonrisa o con palabras agradables como «Te amo» o «Gracias». Recuerdo que me emocionaba cuando iba a visitar a Felicia a su casa. Su hija le acariciaba el brazo y le decía: «Te quiero, mamá». Felicia respondía: «Yo también te quiero, cariño». Esto pasaba muchas veces al día, pero cada una de ellas era hermosa. Ruth era lo contrario: aunque antes de su demencia era una persona tan amable y cariñosa como Felicia, una vez desarrolló la enfermedad apartaba de malos modos a su hija, diciendo: «No me toques». Me hubiera gustado saber qué le rondaba a Ruth por la mente.

Sin embargo, en su mayor parte, las personas sumidas incluso en las fases más avanzadas de la demencia parecen mejorar cuando otras les prestan atención, demostrando que aún son seres sociales. Siguen valorando las experiencias agradables, como los alimentos sabrosos, de modo que puede que sea el momento de olvidarse de una dieta sana y permitirles disfrutar de la comida que más les guste. También aprecian los aromas agradables, y pueden ofenderles los olores relacionados con su incontinencia. Les gustan los paisajes hermosos, y también la cercanía de alguien que les acaricie.

A menudo las personas con demencia grave están sentadas sin hacer nada, lo cual puede ser perturbador para sus seres queridos. Esto no indica que tengan pensamientos atribulados; lo más probable es que no estén pensando en nada.

Sé que esta no es una imagen confortadora de la experiencia de la demencia, pero espero que te resulte útil conocer un poco de cómo debe ser. El objetivo de este libro es el de ayudarnos a comprender cómo se puede honrar a Dios mediante la experiencia de la demencia, y una de las maneras es que sintamos de verdad cómo debe ser el hecho de padecerla.

Oración

Padre, tengo una idea de lo difícil que debe ser padecer demencia. Si esto es lo que me reservas en el futuro, te ruego que me otorgues tu gracia para vivir de tal modo que te honre. No quiero ofender nunca tu nombre santo. Y, si me llamas a cuidar de alguien con demencia, te ruego que diariamente pueda tener una idea de cómo es su vida, para sentir una compasión genuina. Ruego esto por mi bien y para tu honra. Amén.

6

La experiencia del cuidador

El paciente no es la única víctima de esta espantosa enfermedad; los cuidadores se ven tan afectados por ella como los pacientes, si no más. Igual que debemos entender cómo es ser la víctima, debemos comprender también qué supone cuidar de una persona con demencia. A medida que entendamos mejor la experiencia del cuidador, desarrollaremos cierta compasión por él o ella. Veremos que ofrecer una asistencia amorosa a una víctima de demencia es una de las formas clave en las que esta complicada enfermedad puede honrar a Dios.

Los retos para los cuidadores

De la misma forma que hay una amplia gama de maneras en que las víctimas experimentan demencia, hay un amplio rango de formas en que impacta en las vidas de los cuidadores. Antes hablamos del bueno, el malo y el feo de los que tienen demencia; lo mismo se aplica a los cuidadores. Puede que este capítulo te resulte difícil, porque no voy a pintar una imagen feliz de la asistencia a los pacientes de demencia. ¡Pero no te desanimes! En el capítulo siguiente hablaremos de algunas maneras de mejorarla y enfocar la asistencia tal como la ve Dios.

Dania es un buen ejemplo de lo que supone ser cuidadora. A medida que progresaba la enfermedad de David, me impresionó constatar que su aspecto era bastante bueno. David parecía descansado y ya no lloraba como antes; sin embargo, el aspecto de Dania cada vez revelaba más fatiga y estrés. Cuando David se ponía nervioso, Dania extendía el brazo para tocarlo. Parecía un gesto muy dulce y romántico, y él se relajaba visiblemente a su contacto, pero Dania emitía un suspiro casi imperceptible mientras en su rostro se pintaba la frustración. Empecé a darme cuenta de que reaccionaba bruscamente ante su marido.

Durante ese mismo período la visité más frecuentemente en la consulta debido a diversas dolencias leves, infecciones virales y trastornos gástricos. Me contaba que David la acaparaba casi todo el tiempo, que echaba muchas siestas breves durante el día y que por la noche daba vueltas por la casa. Ella apenas tenía un momento para sí misma, padecía las consecuencias de la falta de sueño y estaba sumiéndose en una profunda depresión. Me dijo en diversas ocasiones que había pedido a sus hijos que vinieran a quedarse con David para que ella pudiera salir un poco, pero siempre tenían otras cosas que hacer. Su pastor, comprensivo con su situación, colgó un mensaje en el boletín electrónico de la iglesia, pidiendo que otros pudieran estar con David por períodos breves, pero nadie ofreció a Dania la ayuda que necesitaba con tanto desespero.

La experiencia de Dania es muy frecuente. Pensemos en las estadísticas sobre la asistencia. Hay aproximadamente ocho millones de estadounidenses con demencia (cinco de ellos con Alzheimer). De entre estos, cerca del 70 por ciento vive en su casa, y al 75 por ciento lo cuidan sus familiares o sus amigos. Lo más habitual es que el cuidador sea el cónyuge, la hija o la nuera. Servir a un ser querido con demencia nunca es el camino que elegiría nadie, pero, a menudo, los cuidadores ayudan a otros a costa de un gran sacrificio personal.

Los retos que plantean los pacientes

Los retos a los que se enfrentan los cuidadores varían de día a día y de un caso a otro. Aunque no existe un ejemplo estereotípico de demencia, podemos identificar algunas de las conductas que típicamente suponen un problema para los cuidadores.

Ira. Los pacientes con demencia pueden manifestar ira, sobre todo contra aquellos de quienes dependen más. A menudo me he preguntado por qué. Quizá sea una falta de respeto nacida de la familiaridad. A lo mejor la presencia del cuidador recuerda al paciente lo dependiente que es, y eso le molesta. Quizá está cansado de que le digan qué tiene que hacer, porque, como a todos nosotros, le molesta que otros le den órdenes. Puede que exista la dificultad de adaptarse a la inversión de roles entre progenitor e hijo o dentro de un matrimonio. Quizá se deba a todo esto y a algo más. Desde mi punto de vista personal, mi suegra siempre se mostró agradable conmigo, pero mostraba su rabia contra mi esposa, Dorothy, que la quería muchísimo y cuidaba muy bien de ella. Dorothy describió el comportamiento que tenía su madre con otros como su «conducta social».

Incertidumbre. Los cambios de día a día que se producen en los pacientes con demencia pueden ser frustrantes para los cuidadores. Los pacientes pueden tener días buenos y comportarse casi con total normalidad, pero otros días están totalmente confusos, se niegan a cooperar y son muy irascibles. Los cuidadores se preguntan: «¿Por qué no puede hacer hoy lo mismo que hizo ayer tan bien?». Por el contrario, hay momentos en el que el paciente parece disfrutar de cierto grado de control. Recuerdo dos situaciones en las que dos hijas cariñosas cuidaban de sus madres, dos mujeres que padecían demencia moderada y que cada vez colaboraban menos y se volvían más difíciles de cuidar. Ambas hijas tenían hermanos que vivían lejos y que apenas mantenían contacto con sus madres. En ambos casos, las hermanas rogaron a sus hermanos que acudieran para comprender mejor qué estaba pasando. Afortunadamente, al final los dos hermanos vinieron, pero, en ambos casos, las dos madres manifestaron su mejor conducta durante la visita, induciendo a los dos hermanos a pensar que las hermanas estaban exagerando el problema. Alguien que tiene demencia puede actuar bien durante una visita breve de un ser querido, pero no puede mantener la misma actitud durante mucho tiempo. Cuesta mucho esfuerzo obligar a una mente que se está deteriorando a que conserve su conducta social. Además, durante su breve visita, los hijos no tuvieron que proporcionar el tipo de asistencia que sus hermanas facilitaban cada día, y que a sus madres les parecía humillante.

Falta de gratitud. Las personas con demencia raras veces reconocen los sacrificios que hacen por ellas sus seres queridos. Es un trabajo realmente desagradecido. Es cierto que no son solo las personas con demencia quienes no dan las gracias, sino también otros miembros de la familia que no soportan su parte de la carga. Si dan por hecho que el cuidador no hace más que cumplir con su obligación, no se mostrarán agradecidos.

Apatía. Los pacientes con demencia suelen carecer de motivación para estar activos, lo cual puede resultar frustrante para los cuidadores.

Desinhibición. De vez en cuando todos tenemos malos pensamientos y sentimos el impulso de hacer lo que en otro momento reconocemos como un acto inadecuado, alocado o incluso malvado. Afortunadamente, el cerebro sano reconoce que esos pensamientos son malos y los rechaza. Recuerdo con espanto a mi amigo Hugo, un académico apacible y humilde que, sin motivo alguno, se saltó cuatro señales de Pare. Cuando la policía lo detuvo, argumentó que lo que había hecho era totalmente correcto, porque no venían otros vehículos. Si no fuera porque la policía telefoneó a su esposa y ella les explicó la merma de capacidad mental de su esposo, su falta de inhibición habría hecho que lo arrestaran. La desinhibición del paciente puede resultar vergonzosa para el cuidador, quien a su vez puede limitar los contactos sociales para el paciente, contribuyendo así al aislamiento social del cuidador.

Lentitud. Todo lo que hace un cuidador con un paciente con demencia requiere más tiempo del previsto. Tanto si es vestirse como comer o ir al baño, el cuidador necesita paciencia.

Acusaciones. Los pacientes de demencia pueden llegar fácilmente a la conclusión de que los problemas que nacen de su enfermedad son culpa de otra persona. Cuando no encuentran un bolso o una cartera, acusan al cuidador de haberles robado.

Comunicación. Puede ser dolorosamente complicado entender

lo que quieren decir quienes padecen demencia, y asegurarse de que entienden lo que les estás diciendo.

Apego extremo. Como vimos antes, quienes tienen demencia pueden sentirse inseguros y temerosos si los dejamos solos. Esta necesidad extrema de seguridad les induce a querer saber que su ser querido está cerca, lo cual raras veces permite que el cuidador tenga un momento de soledad.

Rabietas. Cuando se sienten totalmente confusos, los pacientes pueden perder todo control. El estallido emocional resultante se parece a la rabieta de un niño de dos años. Los pacientes de demencia pueden volverse abusivos verbal o físicamente, y amenazar no solo su propia seguridad sino también la de quienes les rodean. Hay muchas cosas que pueden dar pie a una rabieta. Entre las más frecuentes se cuentan el exceso de estímulos, los sustos o el cansancio. Aunque puede que haya señales de advertencia de un estallido emocional, lo cual permite la posibilidad de evitarlo, hay otras veces en que es imposible controlarlo, y esto exige que el cuidador deje todo lo demás y, con calma y amor, tranquilice a la víctima.

Síndrome crepuscular. Típicamente, las personas con demencia se sienten más confusas y agitadas a última hora del día. Justo cuando el cuidador se dispone a aflojar el ritmo y relajarse después de un día difícil, el paciente requiere más atención y esfuerzo.

Alteraciones del sueño. A menudo, la demencia inhibe la capacidad que tiene una persona para descansar debidamente, y esto provoca problemas físicos y emocionales que el cuidador debe gestionar. Al mismo tiempo, el cuidador no duerme bien. Lo más habitual es que esto se complique en las últimas fases de la enfermedad, cuando el paciente confunde los días con las noches. Se complica aún más cuando el paciente se pasea de noche o está muy agitado. Esto es lo que le pasaba a Elena. Aunque padecía un grado avanzado de demencia, su marido seguía cuidando de ella en su apartamento. Una madrugada muy fría la encontraron caminando por la calle vestida con su camisón. Gracias a la vigilancia de Dios, un vecino la vio, llamó a su marido y la trasladó al hospital. Milagrosamente,

Elena estaba ilesa y volvió a su casa. Lamentablemente, ese fue el último día de reposo para su marido, hasta que el estado de Elena exigió que la internasen en una residencia.

Suciedad. Las personas que tienen demencia ensucian: tiran la comida y pueden padecer incontinencia. Se caen y se hacen daño, o chocan con cosas que se rompen. Este problema exige más trabajo para los cuidadores.

Anhelo de sentido. Las personas con demencia sienten la misma necesidad de sentido y de plenitud que todas las demás. Planificar y ofrecer actividades para alcanzar esta meta añade una tarea más a la lista del cuidador.

En términos generales, los cuidadores descubren que no tienen tiempo ni fuerzas para hacer todo lo que es necesario. Uno de los libros más útiles sobre el cuidado de víctimas de demencia es *The 36-Hour Day* ([El día de 36 horas]; ver la sección de lecturas recomendadas para más información). El título del libro ya lo dice todo. El trabajo de un cuidador puede suponer rápidamente algo más que un trabajo a tiempo completo.

Retos adicionales

Como si estos desafíos propios de la asistencia personal del paciente no fueran suficientes, hay muchas otras barreras que superar. Entre ellas se cuentan las frustraciones derivadas de tratar con el sistema médico. Concertar citas, llevar al paciente a ellas, revisar las declaraciones de la aseguradora, pagar facturas y recoger las recetas para una medicación son solo unas pocas de ellas; todas exigen tiempo y energía.

Luego tenemos las frustraciones propias de tratar con las agencias de apoyo patrocinadas por la comunidad. Aunque pretenden ayudar, y a menudo lo hacen, no acuden como respuesta a una simple llamada telefónica. No, hay que rellenar formularios, tanto para solicitar el servicio como para verificar las necesidades económicas. Una vez comienza el servicio, pueden ser de gran ayuda, pero a menudo ponerlo en marcha requiere un gran esfuerzo.

Los cuidadores no solo se angustian por la carga que supone atender a quienes tienen demencia, sino que esa angustia empeora debido a que no tienen personas con quien compartir su carga. Otros miembros de la familia no les ayudan, y antiguos amigos del paciente tampoco. Lo más trágico es que a menudo es la iglesia la que no les proporciona ese apoyo que tanto necesitan.

El precio que paga el cuidador

Uno tras otro, los retos de la asistencia comienzan a erosionar la salud y la sensación de bienestar de los cuidadores. Esto se revela en diversos ámbitos.

Físico

A medida que avanza la demencia, aumenta la presión sobre la faceta física del cuidador. Empieza a subir la presión arterial y pueden producirse trastornos gastrointestinales, incluso hiperacidez y problemas intestinales. Es posible que no tengan el tiempo suficiente para comer o para preparar una dieta saludable, y tienen exceso de estrés y falta de sueño. Todo esto puede conducir a una merma de la respuesta inmunitaria, volviéndolos más susceptibles a las enfermedades, desde el resfriado hasta infecciones más graves, como la neumonía. A medida que los pacientes se debilitan y dejan de moverse por sí solos, aumenta la carga física sobre los cuidadores, que puede provocarles dolor crónico de espalda o tensiones en los hombros y otras articulaciones.

Recuerda a Jaime, el caso «feo» del que te hablé en la introducción. Era el típico padre dominante que, aunque su mujer y sus hijas le amaban, se mostró tan intratable cuando empeoró su demencia. Lo que omití de aquel triste episodio es que, el día después que le trasladaran a una residencia para personas con demencia, su esposa ingresó en la unidad de asistencia cardiaca del hospital, aquejada de una arritmia incontrolada. Estoy seguro de que su dolencia tuvo como origen el estrés de tener que cuidar a Jaime.

Una estadística que me resulta increíble es que el 30 por ciento de los cuidadores fallezcan antes del paciente al que cuidan.[12] Este

---

12. «Thirty Percent of Caregivers Die», página de AgingCare, consultada 21 mayo 2015, http://www.agingcare.com/Discussions/Thirty-Percent-of-Caregivers-Die-Before-The-People-They-Care-For-Do-97626.htm.

número de muertes no se puede atribuir directamente al estrés que provoca cuidar a personas con demencia, pero sin duda debe ser una causa que contribuya. Conscientes de esta presión física, los cuidadores soportan la carga adicional de tener que elaborar planes de contingencia para cuidar a sus seres queridos en caso de que ellos ya no puedan ocuparse.

Mental

La mente del cuidador no puede descansar nunca. Siempre están ahí los problemas constantes de la comunicación y del intento de hallar respuestas creativas a las necesidades o a la conducta extraña del paciente con demencia. Además de estas inquietudes que no cesan un segundo, existe la necesidad de pensar de antemano cuándo y cómo ir al supermercado, sin saber cuándo las necesidades del paciente impedirán una salida necesaria. ¿Pueden arriesgarse a llevarse consigo al paciente, o deben buscar a alguien que les reemplace en el hogar cuando salen solos? La respuesta no será la misma cada día, dependiendo de cómo le vaya al paciente, y esto hace que sea complicado planificar de antemano.

Por último, hay que tener en cuenta las incógnitas a largo plazo: «¿Será necesario que haga trámites para una clínica para ancianos o que contrate a alguien que me ayude a facilitar cuidado en casa?». Esto, por sí solo, ya supone un problema complejo, porque aunque contar con más ayuda puede aliviar la carga de la asistencia, resulta difícil encontrar a la persona idónea, e incluso entonces habrá que enseñar y supervisar a alguien nuevo. Otras preguntas realmente difíciles son: «¿Qué hay de las decisiones sobre el final de la vida? ¿Debo firmar una orden de no reanimación? ¿Estaría bien una residencia para enfermos terminales?». Hay una infinidad de preguntas a las que enfrentarse, que pueden dejar exhausto al cuidador.

Social

Cuidar de alguien con demencia puede hacernos sentir solos y aislados. No hay mucho tiempo para salir y disfrutar de otras actividades y relaciones. El placer de tener invitados en casa puede verse malogrado por la vergüenza que provoca la extraña conducta del paciente. Además, frente a los estímulos de otras personas el paciente puede desbocarse. Estos episodios lamentables pueden inducir a los cuidadores a dejar de pedir que otros les visiten, reduciendo así aún más la interacción necesaria con otros. Encerrados en su propia casa solo con el paciente, que es posible que ofrezca un respaldo emocional cada vez menor, enseguida les asalta el agobio de estar prisioneros.

Económico

La demencia puede hacer estragos en el presupuesto familiar, y esto supone un nuevo reto añadido para el cuidador. Los gastos extra llegan en manada. Puede ser necesario hacer reformas en casa para permitir el acceso a una silla de ruedas, o hacer un dormitorio en el primer piso; es posible que haya que instalar rampas para entrar a la casa. Quizá haya que comprar compresas higiénicas y ropa especial si el paciente tiene incontinencia. Contratar a alguien que ayude en casa sale caro, pero ingresar a un paciente en una residencia también lo es. Todas estas exigencias económicas pueden producirse justo en una época en la que el cuidador y el paciente han visto cómo se reducen sus ingresos.

Emocional

La causa más frecuente de depresión en la edad madura es la adopción del papel de cuidador primario de una persona con demencia. Casi todos los cuidadores tendrán períodos de tristeza y de desánimo, y una falta de resistencia emocional que se suman a su agotamiento mental y físico. Parte de la depresión es una sensación de desesperanza, originada en parte por la consciencia de la progresión inexorable de la enfermedad. Es cierto que, después de tener un mal día, la persona que cuida del paciente puede tener la esperanza de que el día siguiente sea mejor; pero el cuidador es consciente de que esos días se cuentan con los dedos de una mano. Cada vez que el cuidador detecta un nuevo grado de deterioro mental en el paciente, le recuerda amargamente el curso futuro que seguirá la dolencia. No es de extrañar que la situación sea deprimente.

La tristeza también es frecuente entre los cuidadores. Además de lamentar la pérdida de las relaciones importantes que tuvieron en otro tiempo con el paciente, lamentan la pérdida de las actividades felices y de la libertad que antes disfrutaron. Cuando un cónyuge o un familiar se convierte lentamente en un desconocido, el cuidador pierde una parte importante de su vida.

Como vimos antes, también habrá momentos de ira. Los cuidadores pueden sentir ira contra el paciente debido a las frustraciones que este causa, ira contra otros porque no están allí para ayudarles, ira contra el equipo médico por no proporcionar la asistencia que esperaban, ira contra ellos mismos por sentirse furiosos, e incluso ira contra Dios por permitir que en su vida entrase una enfermedad tan terrible. Es esencial que los cuidadores puedan ventilar su ira de una forma saludable, porque si no lo harán contra el paciente. El maltrato que padecen los pacientes con demencia es demasiado frecuente y poco conocido.

Otra emoción que pueden sentir los cuidadores es miedo. Puede que teman no ser capaces de proporcionar durante más tiempo el cuidado necesario, o no saber qué hacer en caso de emergencia. En ocasiones tienen miedo de que el individuo con demencia tenga un arrebato y se ponga violento o físicamente agresivo. También es frecuente el temor sincero, sobre todo entre los hijos que cuidan de sus padres, de que ellos mismos padezcan demencia. Recuerdo que Margarita me habló de ese miedo. Luego se echó a reír y dijo: «Supongo que será mejor que cuide bien de mi madre, para que mis hijas sigan mi ejemplo».

Por otra parte, a pesar de todas las emociones negativas, también hay otras positivas, y las comentaremos en un capítulo posterior.

Espiritual

Quizá el precio más alto que pagan los seguidores de Jesús caiga dentro del ámbito de su relación personal con Dios. Algunos cristianos han crecido pensando que Dios pretende que cada una de nuestras vidas sea fácil y feliz, y, cuando adoptan ese punto de vista, es probable que no encajen bien los retos que plantea la demencia.

Además, al nivel práctico y cotidiano, es posible que, en medio de sus numerosas actividades, los cuidadores no tengan tiempo o fuerzas para leer la Biblia, asistir a la iglesia, pasar tiempo con otros cristianos u orar con algo más que un rápido clamor pidiendo sabiduría y ayuda. Como resultado, puede que Dios parezca ausente. Es posible que anhelen que intervenga y les ayude en medio de sus dificultades, pero, si no ven que suceda esto, pueden sentir que Él no les escucha o que le da igual su sufrimiento. Sienten muy dentro su problema, y claman apasionadamente a Dios, como hizo el salmista:

> Despierta; ¿por qué duermes, Señor?
> Despierta, no te alejes para siempre.
> ¿Por qué escondes tu rostro,
> Y te olvidas de nuestra aflicción, y de la opresión nuestra?
> Porque nuestra alma está agobiada hasta el polvo,
> Y nuestro cuerpo está postrado hasta la tierra.
> Levántate para ayudarnos,
> Y redímenos por causa de tu misericordia (Sal. 44:23-26).

Al principio de este capítulo mencioné que no iba a exponer una imagen atractiva. Es cierto, ser cuidador plantea muchos retos. Pero no solo hay maneras de contribuir a que sea una carga menos pesada: cuidar a otros tiene beneficios evidentes. En el capítulo siguiente veremos cuáles son algunos de ellos.

Oración

Padre celestial, sé que eres bondad y que eres todopoderoso. Si me has confiado la responsabilidad de cuidar de una víctima de demencia, te ruego que me permitas hallar refugio en ti. Anhelo contar con tu sabiduría y con tus fuerzas, y te pido que, en tu gracia, me las proporciones para que aprenda a confiar más en ti. Cuando veo a otros cuidadores altruistas que sacrifican una parte tan grande de sus vidas, ruego por ellos y te pido que me indiques cómo puedo prestarles una ayuda práctica. Te pido esto para beneficio de tu pueblo y para tu honra. Amén.

7

Ayuda para cuidadores

Tal como ya hemos visto, ser cuidador puede conllevar cargas específicas, pero ahora quiero centrarme en los aspectos positivos que tiene servir a los afectados por demencia, incluyendo el hecho de que hacerlo honra a Dios. Debemos recordar que Dios ha confiado a los cuidadores la oportunidad de servir a sus creaciones especiales, aquellos seres hechos a su imagen que padecen demencia. Al participar en un servicio y unas relaciones de amor, no solo honramos a Dios, sino que encontramos más sentido en la vida, tanto si somos el cuidador como quien padece demencia.

Dania fue un excelente ejemplo de una cuidadora cariñosa. En el punto intermedio del curso que siguió la enfermedad de David, cuando la vida en el hogar se estaba complicando más, Dania me envió un correo electrónico informativo. En él me hablaba de su convicción de que Dios la había llamado a amar y a servir a David a lo largo de su enfermedad. Escribió: «Sé que no será fácil, pero haré lo que sé que Dios quiere que haga». Me recordó que, años antes, el día de su boda, ella y David se habían comprometido a cuidar el uno del otro «hasta que la muerte nos separe». Dania escribió: «Con la ayuda de Dios, eso es exactamente lo que pretendo hacer». Concluía el correo electrónico refiriéndose al día en que ella y David estarían juntos en la presencia de Dios: «Él estará curado, y estaremos juntos, como personas completas, regocijándonos en Dios, y miraré atrás, a los sacrificios que hice aquí abajo, y sabré que tuve el gran privilegio de servir a las dos personas a quien más amo: David y Jesucristo».

Llamados a servir

El cuidado de otros es un llamado claro de Dios; no es algo en lo que caemos por casualidad. Lamentablemente, puede parecer que esta es una responsabilidad que se nos impone, pero no es cierto. A menudo pensamos en el llamado de Dios como algo que nos llega por medio de una gran experiencia sobrenatural, pero lo más habitual es que ese llamado se manifieste en las circunstancias que Él pone en nuestro camino. Si voy caminando por la calle y la persona que va delante de mí cae al suelo, víctima de un ataque cardiaco, mi llamado de Dios en ese instante es apresurarme e iniciar la resucitación, llamar a la ambulancia y hacer todo lo que pueda. Si creemos que Dios nos ha creado, que nos conoce a fondo, que nos ama y que tiene el control de los detalles de nuestras vidas, es lógico confiar en que sabe que la experiencia de los cuidadores, con la gran presión que conlleva y con sus escasas alegrías, es justo lo que necesitamos para moldear nuestro carácter y asemejarnos a Cristo. Si se te presenta la oportunidad de cuidar a otro, y tú pareces la persona más lógica para hacerlo, a menudo es razonable llegar a la conclusión de que ese es el llamado de Dios para ti. Una vez entendemos el cuidado de otros como un llamado, resulta más fácil aceptarlo como nuestra prioridad y no sentirnos culpables al ignorar otros proyectos.

Lo triste es que muchos cristianos no logran confiar en Dios tan plenamente. En realidad, sospecho que hay pocos capaces de aceptar este reto amedrentador. Es posible que nunca hayan oído que una parte del plan de Dios para sus vidas es moldear su carácter para que se parezcan más al Señor Jesús, y hacerlo al guiarles por experiencias difíciles.

Quienes reconocen el cuidado de otros como el llamamiento de un Dios amoroso responderán al mismo, espero, no con un fatalismo amargo sino con la expectación gozosa de lo que Dios realizará en sus vidas. Santiago escribe: «Tengan por sumo gozo, hermanos míos, cuando *se* hallen en diversas pruebas (tentaciones), sabiendo que la prueba de su fe produce paciencia (perseverancia), y que la paciencia tenga *su* perfecto resultado, para que sean perfectos y completos, sin que nada *les* falte» (Stg. 1:2-4, NBLH).

Cuidar de otros es una prueba, pero está cuidadosamente orquestada por un Dios de amor para transformar la vida del cuidador. Además, este reconocerá que el sacrificio de Jesús en la cruz obedeció, en parte, al propósito de ser un ejemplo de entrega en sacrificio por otros. Esta es la idea que expresa Pedro cuando dice: «Porque para este propósito han sido llamados, pues también Cristo sufrió por ustedes, dejándoles ejemplo para que sigan Sus pasos» (1 P. 2:21, NBLH). Jesús encomendó a sus discípulos: «Si alguno quiere venir en pos de mí, niéguese a sí mismo, y tome su cruz, y sígame» (Mt. 16:24). En lugar de recibir una invitación a la diversión y a los juegos, somos llamados al servicio sacrificado.

También resulta útil reconocer a quién se nos llama a servir. En primer lugar, y por encima de todo, servimos a Dios. Antes hicimos referencia a Mateo 25:40, donde Jesús dijo que todo lo que hagamos por alguien que lo necesita, lo hacemos por Él. Y Pablo nos dice que hagamos la voluntad de Dios desde el corazón, «sirviendo de buena voluntad, como al Señor y no a los hombres» (Ef. 6:7). Pero nuestro servicio no es solo para Dios, porque en realidad estamos sirviendo a alguien hecho a su imagen. John Kilner escribe: «El motivo por el que hay que amar a las personas no es porque estas sean dignas de amor por sí mismas, sino porque el amor es la manera correcta de tratar a los que han sido hechos a imagen de Dios».[13] Puede ser difícil creer que la persona que está ahí sentada, balbuciendo palabras ininteligibles, incapaz de comer o vestirse sola e incontinente, está hecha en realidad a imagen de Dios, pero así es como Él la ve, y nosotros deberíamos hacer lo mismo. Al servir a las personas que, concretamente, se hallan en las últimas etapas de demencia, no solo cumplimos el mandato de nuestro Señor de cuidar de los necesitados, sino que damos sin la expectativa de recibir nada a cambio (Lc. 6:35-36).

Si abordas con mucho resentimiento el acto de cuidar de otros, tienes que orar y pedir a otros que oren para que el Señor cambie tu corazón y te confirme su llamado. Cuidar de una persona con demencia puede ser una catástrofe para todos los implicados si está

---

13. Kilner, *Dignity and Destiny*, p. 319.

motivado por la culpabilidad o la obligación antes que por el amor y el gozo que nacen de hacer lo que te ha llamado a hacer tu Señor y Salvador. Saber que el propio Dios te ha llamado a cumplir una misión debería aportarte confianza y, quizá, incluso placer cuando la hagas.

Llamados a amar
No basta simplemente con satisfacer las necesidades de quienes padecen demencia. Para honrar a Dios, hemos de hacerlo de maneras que reflejen coherentemente su amor. El amor genuino no es oneroso. Cuando haces con amor una tarea, por desagradable que sea, de alguna manera se transforma. A lo largo de los años he conocido a muchos cuidadores. Lo que me ha sorprendido no es solo que se muestren cariñosos mientras estoy con ellos, sino que demuestren fielmente el amor de Dios día tras día, en medio de los altibajos de la demencia. Sin embargo, debo decirte que esto no es lo habitual, de modo que hemos de analizar diversos rasgos de los cuidadores que ofrecen este tipo de amor.

Si hay algo que no soy es un erudito en hebreo, pero hay un término de este idioma que he llegado a querer: se trata de *kjésed*. En el Antiguo Testamento se usa cientos de veces, y se traduce como «amor fiel». Otras traducciones pueden usar el término «bondad», dado que no existe un equivalente exacto en español. Se usa con mayor frecuencia para referirse al amor de Dios por su pueblo, y refleja su bondad y su misericordia. También subraya la lealtad de Dios y su compromiso con el bienestar de ellos. Nunca seremos capaces de amar a este nivel ni siquiera a los más dignos de amor. Lo increíble es que Dios derrama el amor *kjésed* sobre los que no son dignos de amor. Este amor *kjésed* debería ser el modelo que manifiesta un cuidador a una víctima de demencia. Se caracteriza por la bondad, la fidelidad y la misericordia.

He visto el amor *kjésed* en muchas parejas que, fielmente, se servían unas a otras. Cuando tengo ocasión de hacerlo, frecuentemente pregunto a los esposos o las esposas que cuidan de un cónyuge con demencia si era esto en lo que estaban pensando cuando unas décadas antes se pusieron delante de la iglesia y prometieron «amarte y respetarte de ahora en adelante, para lo bueno y para lo malo, para la riqueza y para la pobreza, en la salud y en la enfermedad». Nadie ha admitido que en aquel momento pensaba en la demencia. Luego les felicito por hacer lo que prometieron y les digo que Dios está complacido con su fidelidad.

Hay un libro maravilloso titulado *A Promise Kept* [Una promesa cumplida], de Robertson McQuilkin, que cuenta la historia del autor, que dimitió como presidente de la Columbia International University para entregarse plenamente a lo que él consideró el privilegio de cuidar de su esposa, Muriel, que padecía demencia.[14] Eso fue verdadero *kjésed*. Me impresiona de igual modo el sacrificio que hacen unos hijos al cuidar de sus padres dependientes. A veces tienen que dejar su empleo y no dedicar tanto tiempo a sus hijos y cónyuges, por no mencionar sus actividades de ocio favoritas, pero realmente honran a sus padres.

Ahora bien, no quiero decir que cada instante de cada día fluirá de un corazón de amor, sino que el tono general debería estar motivado por el amor. Recuerda que el amor bíblico a menudo se expresa más plenamente mediante una conducta responsable y por medio del sacrificio de uno mismo. El mayor amor que ha conocido el mundo fue cuando Jesús se entregó a la voluntad del Padre y fue a la cruz.

Para cuidar con amor, busca a Dios

Cada fase de la demencia presenta retos únicos para ofrecer asistencia amorosa. Desde las preguntas reiteradas y los olvidos que se aprecian en las primeras etapas hasta la falta de comunicación y la necesidad de un cuidado total en los últimos días, la presión es constante. Pero la buena noticia es que el propio Dios es el cuidador de los cuidadores. Proporcionará fuerza cada día, sabiduría, amor y paciencia. Dedica unos instantes a meditar en estos pasajes:

Y esto pido en oración: que el amor de ustedes abunde aún más y más en conocimiento verdadero y *en* todo discernimiento, a

---

14. Robertson McQuilkin, *A Promise Kept* (Wheaton, IL: Tyndale, 1998).

fin de que escojan (aprueben) lo mejor, para que sean puros e irreprensibles para el día de Cristo; llenos del fruto de justicia que *es* por medio de Jesucristo, para la gloria y alabanza de Dios (Fil. 1:9-11, NBLH).

Mas el fruto del Espíritu es amor, gozo, paz, paciencia, benignidad, bondad, fe... (Gá. 5:22).

Que el Señor los haga crecer y abundar en amor unos para con otros, y para con todos, como también nosotros *lo hacemos* para con ustedes (1 Ts. 3:12, NBLH).

Porque no nos ha dado Dios espíritu de cobardía, sino de poder, de amor y de dominio propio (2 Ti. 1:7).

Amados, amémonos unos a otros; porque el amor es de Dios. Todo aquel que ama, es nacido de Dios, y conoce a Dios. El que no ama, no ha conocido a Dios; porque Dios es amor. En esto se mostró el amor de Dios para con nosotros, en que Dios envió a su Hijo unigénito al mundo, para que vivamos por él. En esto consiste el amor: no en que nosotros hayamos amado a Dios, sino en que él nos amó a nosotros, y envió a su Hijo en propiciación por nuestros pecados. Amados, si Dios nos ha amado así, debemos también nosotros amarnos unos a otros. Nadie ha visto jamás a Dios. Si nos amamos unos a otros, Dios permanece en nosotros, y su amor se ha perfeccionado en nosotros... Nosotros le amamos a él, porque él nos amó primero (1 Jn. 4:7-12, 19).

Dios nos dará este amor y la fuerza para hacer lo que nos llame a hacer cuando no los tengamos nosotros. Muchos no hemos aprendido nunca a depender de verdad del Señor y a sacar de Él nuestras fuerzas. J. I. Packer escribe: «Cuanto más débiles nos sentimos, más nos apoyamos. Y cuanto más nos apoyamos, más nos fortalecemos espiritualmente, aun cuando nuestros cuerpos se desgasten».[15] Con

---

15. J. I. Packer, *God's Plans for You* (Wheaton, IL: Crossway, 2001), p. 154.

la provisión de Dios somos capaces de hacer cualquier cosa verdaderamente buena. Pablo escribe: «Y Dios puede hacer que toda gracia abunde para ustedes, a fin de que teniendo siempre todo lo suficiente en todas las cosas, abunden para toda buena obra» (2 Co. 9:8, NBLH). Pedro expresa casi el mismo pensamiento de esta manera: «si alguno ministra, ministre conforme al poder que Dios da, para que en todo sea Dios glorificado por Jesucristo, a quien pertenecen la gloria y el imperio por los siglos de los siglos. Amén» (1 P. 4:11). ¡Sí! El mayor recurso que encontrará un cuidador para suministrar un cuidado amoroso es el propio amor de Dios y la presencia del Espíritu Santo en su vida. Nunca debemos pasar por alto tales cosas.

Planifiquemos de antemano

Una de las cosas positivas de la demencia es que normalmente progresa con lentitud. Una vez se sospecha su presencia, tanto si se ha diagnosticado oficialmente o no, a menudo hay tiempo para prepararse para ella. Sugiero que durante este tiempo hagas varias cosas.

Aprende todo lo que puedas sobre la demencia. Tanto los cuidadores como los pacientes deben aprender todo lo posible sobre la enfermedad. Puede que algunos estén leyendo este libro por ese mismo motivo. Además, plantéate conseguir algunos de los otros libros sugeridos en la sección de lecturas recomendadas. Visita la página en la Internet de la Alzheimer's Association (https://www.alz.org/?lang=es-MX), que está llena de información útil en español. Comprueba si tienes cerca un grupo de apoyo de esta organización. En algunos casos puede haber grupos de apoyo separados para pacientes y para cuidadores. Los grupos de apoyo para pacientes serán muy útiles en casos tempranos o leves, cuando las víctimas tienen cierta consciencia de su problema.

Ora. Empieza a pedir a Dios que te llene de amor, sabiduría y fortaleza para el trabajo que te espera. Pide a algunos amigos que empiecen a orar fielmente contigo y por ti. Pide a Dios que suprima todo resentimiento y te dé un espíritu de servicio alegre, incluso un corazón de gratitud por la oportunidad de servir.

Pasa tiempo con la Biblia. Empieza a leer la Biblia y a anotar ideas que encuentres en ella y que incidan en tu papel como cuidador. Empieza por los Evangelios, para descubrir en el carácter y la obra de Jesús lo que deseas imitar. Pide a Dios que use su Palabra para limpiar y transformar tus actitudes mientras te enseña sus valores.

Asegúrate de satisfacer tus propias necesidades

En la Introducción mencioné que siempre he pedido a Dios poder servir a otros partiendo de una sensación de plenitud, y no de la vaciedad o de la búsqueda de afirmación y de alabanza. Francamente, viviendo en un mundo caído, no es posible alcanzar siempre esa plenitud y conseguir que nuestra motivación sea perfectamente pura y nuestras actitudes positivas. Hay cosas que nos agotarán; en esos momentos debemos hacer lo posible por aceptarlas y superarlas, con la esperanza de que luego vendrán tiempos mejores. Es entonces cuando debemos practicar el amor altruista *kjésed*, un amor que es fiel, firme y leal. Es también entonces cuando debemos empezar a investigar qué recursos tenemos disponibles.

Hay algunos pasos proactivos que puedes dar para conservar tu capacidad de honrar a Dios con un cuidado amoroso. Uno de ellos consiste en reflexionar a fondo sobre la presión creciente que generará la asistencia a otros, y crear estrategias para conservar tu capacidad de servir sin llegar al extremo de tus fuerzas emocionales, físicas y mentales. Debes anticipar cuánto tiempo libre necesitas sinceramente, cómo asegurarte de conseguirlo y cómo usarlo bien. Recuerda tu necesidad de hacer ejercicio además de tener momentos de descanso mental y espiritual, incluso de comunión cristiana. Empieza a planificar ya cómo satisfarás esas necesidades a medida que aumenten las exigencias del cuidado de otros.

Si no satisfaces tus necesidades básicas, muy pronto te agotarás, y eso reducirá la calidad de tu asistencia. Muy pronto tu frustración se volcará sobre la persona de la que cuidas. Si te vuelves irritable debido a tu agotamiento, lo mismo le pasará a tu paciente. Si te sientes renovado, tranquilo y cariñoso, es probable que tu paciente se comporte igual que tú. Admite desde el principio que prestar asistencia a alguien que tiene demencia no es trabajo de una sola persona. Honramos a Dios cuando admitimos humildemente que necesitamos ayuda y la buscamos.

Descubre la ayuda con la que cuentas

¿Qué tipo de ayuda debes plantearte? Hay diversas opciones. *Servicios de enfermería domiciliaria y auxiliares de salud a domicilio.* Casi todos los lugares cuentan con agencias de salud domiciliaria que ofrecen visitas de enfermeras para controlar las necesidades sanitarias y con auxiliares de salud a domicilio que ayudan en tareas regulares tales como bañar, dar de comer al paciente o quedarse con él o ella mientras el cuidador sale de casa. Lo ideal es presentar al cuidador externo al paciente en las primeras etapas de la enfermedad, para facilitar que creen una relación de confianza mutua, que será importantísima a medida que avance el deterioro. Al principio bastará con una ayuda limitada de, por ejemplo, medio día a la semana, con la idea de que la asiduidad del servicio aumente a medida que lo hagan las necesidades. Algunos estados ofrecen estos servicios gratuitamente o con un precio reducido para quienes no se lo pueden permitir. La sede local de la Fundación Alzheimer puede dirigirte a los individuos o a las agencias locales adecuadas.

Una decisión difícil consiste en saber si contratar un cuidador independiente, secundario, o buscar los servicios de una agencia. Los ayudantes independientes pueden estar dispuestos a proporcionar compañía en el hogar veinticuatro horas al día, a menudo seis días a la semana, convirtiendo tu hogar en el suyo. Este tipo de arreglo suele ser menos costoso, y puede ser beneficioso para la persona que tiene demencia y para su cuidador primario, permitiendo que se desarrolle una relación estrecha de confianza. Por otro lado, los ayudantes independientes necesitan una buena dosis de supervisión, y el cuidador primario no contará con una ayuda adicional en caso de que el cuidador externo se enferme. Al recurrir a una agencia, el cuidador primario puede evitar estas desventajas, porque la agencia es responsable de la supervisión y del respaldo necesarios. La desventaja es que una agencia es costosa.

Programas de cuidados diurnos para adultos. Muchas comunidades cuentan con instalaciones que ofrecen cuidado diurno, de uno hasta cinco días a la semana. Estos lugares, que suelen estar dentro de residencias de ancianos u hospitales, ofrecen actividades, socialización, comidas y asistencia básica. A menudo, los pacientes disfrutan de un tiempo con los amigos que hacen en esos lugares, y las instalaciones ofrecen una pausa necesaria para el cuidador y también le permiten tener un empleo, en caso de ser necesario. En determinados casos, las instalaciones proporcionan transporte desde ellas al hogar del paciente y viceversa. Además, algunos estados y comunidades incluso proporcionan ayudas económicas para estos programas. Asistir a un programa de cuidados diurnos para adultos varias veces a la semana y disponer de asistencia domiciliaria el resto de los días puede suponer una combinación estupenda de actividades participativas. Utilizar bien estos recursos puede prolongar el tiempo que viva en su casa el paciente afectado por demencia.

Residencias asistidas. Las residencias asistidas pueden constituir una opción estupenda para cuidar a los afectados por demencia. Lo habitual es que proporcionen un dormitorio privado con baño, además de amplias zonas comunitarias. Los alimentos se sirven en comedores comunes. Se ofrecen actividades tanto dentro como fuera de la residencia, y hay asistencia médica durante todo el día, siete días a la semana. Muchas instalaciones disponen de áreas especiales diseñadas para pacientes con demencia, y algunas están totalmente dedicadas a personas con esta dolencia. Las enfermeras y el personal de apoyo están formados para tratar a los pacientes con demencia y para enriquecer sus vidas. El programa médico nacional en Estados Unidos no sufraga las residencias asistidas, y son pocas las veces que un programa de ayuda del estado específico contribuye a pagar los gastos. Cuando se satisfacen determinados requisitos, el seguro sanitario a largo plazo o la Administración de Veteranos pagarán una parte del gasto.

Hogar de ancianos. Este tipo de residencia suele considerarse la última opción. De hecho, en muchos casos debería serlo. Aun así, tienen su papel. Los hogares de ancianos manejan una amplia gama de calidad de la asistencia que proporcionan a los pacientes afectados de demencia; en algunos de ellos es excelente y en otros muy deficiente. Todos ofrecen comidas y programas de actividades, además de asistencia de enfermería básica y servicios como vestir y dar de comer a quienes necesitan esta ayuda. Lamentablemente, el costo de un hogar de ancianos de buena calidad es tan alto que la mayoría de las familias solo consigue pagarlo durante un breve tiempo. Después, suele intervenir el programa de ayuda social estatal (como el llamado «Title 19» en los Estados Unidos), aunque lo que pagan suele ser muy poco para cubrir los gastos de un cuidado excelente. A menudo, las residencias de ancianos de máxima calidad no aceptan a pacientes que reciban un subsidio social, y quienes lo hacen suelen carecer del personal suficiente. He trabajado en algunas de estas residencias y, aunque a veces he lamentado el cuidado que se proporcionaba en ellas, siento el máximo respeto por el personal que hace todo lo que puede a pesar de los escasos recursos con los que cuentan. Las residencias de ancianos también aceptan a pacientes con demencia, durante estancias cortas, para que sus cuidadores puedan tomarse un tiempo libre para descansar. Si el paciente está en una residencia para enfermos terminales, el seguro médico nacional o *Medicare* suele cubrir este gasto.

La iglesia local. Estoy convencido de que una iglesia local es uno de los recursos menos utilizados por los cuidadores cristianos. Es tan esencial que la estudiaremos más a fondo en un capítulo posterior.

¿Cuándo es el momento de buscar ayuda?

Dios nos llama a todos a ser buenos cuidadores, pero también conoce nuestras limitaciones. Como dice el salmista: «Como el padre se compadece de los hijos, se compadece Jehová de los que le temen. Porque él conoce nuestra condición; se acuerda de que somos polvo» (Sal. 103:13-14). Existen límites para lo que puede hacer un cuidador incluso con la ayuda de Dios, y Él no espera que los sobrepasemos. Podemos sentirnos tentados a superarlos. Algunos intentan ser superhéroes, mientras otros desarrollan complejo de víctima. Sintiendo lástima de sí mismos, intentan empecinadamente salir adelante, aunque han perdido todo el gozo que antes les proporcionaba cuidar de otros, y aunque se sientan física, emocional y espiritualmente agotados. Insistir en luchar a solas cuando uno está exhausto no honra a Dios ni beneficia al cuidador ni al paciente.

Sin embargo, también puede haber buenos motivos por los que los cuidadores se nieguen a buscar ayuda, como la ausencia de otros cuidadores calificados que conozcan tanto al paciente o que sean cariñosos y cuidadosos con él. Aunque esto sea así, todo cuidador debe admitir que la calidad de su propia asistencia irá disminuyendo. Los cuidadores deben limitar las expectativas que se imponen ellos mismos, y pedir ayuda cuando la necesiten. Los cuidadores más mayores pueden verse limitados por su grado de fuerzas, su fortaleza física o las enfermedades, incluso sus propias capacidades cognitivas. Los cuidadores más jóvenes pueden estar limitados por responsabilidades contradictorias, como el cuidado de sus propias familias o un empleo, y puede que necesiten ayuda antes.

La obtención de ayuda debe ser un proceso gradual que empiece en los primeros niveles de la demencia. Un buen punto de partida es hablar con cuidadores experimentados y aprender de ellos. Más adelante, a medida que aumenten las necesidades, puede que sea necesaria la ayuda en el hogar, empezando con medio día a la semana y aumentando el tiempo a medida que aumenten las necesidades del paciente o del cuidador. Esta ayuda la puede proporcionar un profesional formado para ello, un familiar o un amigo. Cuando uno empieza a ser cuidador, lo mejor es ser consciente de que en algún momento necesitará ayuda. No es cuestión de *si*, sino de *cuándo*.

Puede llegar un momento en que el cuidado en el hogar no sea suficiente, y la mejor opción para la víctima y para el cuidador será la difícil decisión de optar por la residencia de cuidados. Una indicación de que ha llegado ese momento es cuando los cuidadores han perdido la alegría y se sienten espiritualmente muertos, emocionalmente agotados y mental o físicamente exhaustos. En lo más hondo de su ser saben que no proporcionan el tipo de cuidado que necesita su ser querido, y son conscientes de que su motivación ya no es el amor sino la obligación, y puede que un poco de tozudez. En este caso, es hora de recurrir a la asistencia fuera del hogar, si es posible, y puede ser el último recurso que queda para seguir la exhortación de Pablo cuando dice «no se cansen de hacer el bien» (2 Ts. 3:13, NBLH). Trasladarse a un hogar de ancianos o a una residencia parecida no se convierte en una señal de debilidad, sino de la fortaleza para hacer lo que es correcto.

Por supuesto, la otra persona a tener en cuenta es la víctima de la demencia. Puede estar en ese punto en que no aprecia los sacrificios que hacen otros para tenerle en casa. Es importante que los cuidadores sepan que después de que el paciente se adapte a su nuevo entorno, puede estar igual de satisfecho viviendo en una residencia. De hecho, quizá esté más contento al estar rodeado de otros. El mudarse a una residencia de ancianos puede ser mucho más duro para el cuidador que para el paciente. Por otro lado, si este sigue disfrutando de estar en su casa, hay que buscar otras vías de ayuda y posponer la opción de la residencia.

El último grupo de tomadores de decisiones sobre la asistencia en el hogar o en una residencia son los niños o adolescentes en casa, cuyas necesidades pueden exigir una prioridad más alta que los deseos de la persona con demencia.

Soy especialmente sensible al estado emocional de los cuidadores que en el pasado prometieron que nunca meterían a su ser querido en un asilo. Normalmente pregunto a los cuidadores si ahora, antes de que empeore el estado de su familiar, son capaces de mantener una conversación racional con el paciente para que se replantee la promesa anterior de evitar la residencia de ancianos. La mayoría de las personas a las que se lo pregunto admite que probablemente su ser querido les liberaría de la promesa, y que estaría dispuesto a sacrificar su voluntad en beneficio de su cuidador y de otros miembros de la familia. Se cuenta la historia de un señor que se acercaba ya al final de su vida con demencia. En uno de sus escasos momentos de lucidez preguntó a su esposa: «Mi estado, ¿ha separado a la familia?». Cuando ella respondió: «No, nos ha hecho estar más unidos», él contestó: «Ah, bueno».[16]

Aparte del agotamiento del cuidador, hay otras circunstancias que pueden precipitar la admisión en una residencia de asistencia a largo plazo. Con mucha frecuencia se trata de una enfermedad aguda que conlleva hospitalización, o una caída con fractura ósea, que acrecienta mucho las necesidades de cuidados para el paciente. Dado que la necesidad de la asistencia en una residencia puede ser urgente, es aconsejable que el cuidador se tome un tiempo antes de que surja la necesidad para analizar qué opciones tiene disponibles y elegir una residencia. Lo mejor es elegir una que ofrezca un cuidado continuado, de modo que el deterioro futuro no exija el traslado a otra residencia. Muchas personas consideran que las mejores son las instalaciones sin fines de lucro, quizá dirigidas por una iglesia u otra organización religiosa. Además, he observado que las residencias de ancianos en un entorno rural ofrecen mejor atención que las situadas en un contexto urbano. Nos quedamos asombrados al ver el cuidado amoroso que recibió la hermana de Dorothy a lo largo de muchos años, en una residencia situada dentro de una comunidad intensamente menonita.

Las vidas de los cuidadores cambiarán radicalmente una vez el paciente se haya trasladado a un centro para enfermos crónicos. Pero incluso entonces, aún deben estar involucrados íntimamente en el cuidado de su ser querido, visitándole a menudo e intercediendo por él. No es habitual que los cuidadores se quejen al personal, pero su presencia y su atención cariñosa al paciente garantizan una asistencia más atenta para el mismo. Esta es una manera de honrar a Dios por medio de la demencia.

Una vez se ha realizado la transición a una residencia exterior, ya sea un entorno asistido o un asilo, los cuidadores pueden sentirse culpables y agobiados por una sensación de fracaso, a pesar

---

16. Jennifer Ghent-Fuller, *Thoughtful Dementia Care: Understanding the Dementia Experience* (CreateSpace Independent Publishing Platform, 2012), p. 169.

de haberse esforzado al máximo. Estos sentimientos raras veces son justificables, y pueden conducir a una depresión que persiste mucho después de haberse realizado el traslado, e incluso después de la muerte del paciente.

¿Qué recompensas ofrece cuidar de otros?

Por difícil que resulte, ofrecer asistencia cariñosa a un enfermo con demencia puede ofrecer algunas recompensas. Hacemos bien al considerar primero las recompensas recibidas en esta vida y después, como creyentes que tienen la esperanza de la vida eterna, nos plantearemos las que llegarán en la eternidad.

Recompensas en esta vida

El conocimiento de estar haciendo lo que está bien. Los cuidadores saben que ofrecer una asistencia correcta es lo que deben hacer, aunque una parte de su ser se rebele contra esta idea. En última instancia y cuando ya ha acabado la vida del paciente, a menudo he escuchado a cuidadores decir cosas como: «Bueno, ha sido duro, pero me alegro de haberlo hecho».

Seguir los pasos de Jesús. El Señor Jesús es nuestro máximo ejemplo de servicio altruista. El profeta Isaías le presenta como «el siervo sufriente». Jesús habló de su propio llamado a servir incluso a un gran precio para Él: «Porque el Hijo del Hombre no vino para ser servido, sino para servir, y para dar su vida en rescate por muchos» (Mr. 10:45). A los cuidadores debe satisfacerles mucho saber que están haciendo lo que habría hecho Cristo.

Jesús nos enseñó que debemos servir a otros sin esperar recompensa. Puede que esto nos resulte especialmente cierto cuando servimos a quienes tienen demencia. Una de las afirmaciones más retadoras de Jesús es: «Antes bien, amen a sus enemigos, y hagan bien, y presten no esperando nada a cambio, y su recompensa será grande, y serán hijos del Altísimo; porque Él es bondadoso para con los ingratos y perversos. Sean ustedes misericordiosos, así como su Padre es misericordioso» (Lc. 6:35-36, NBLH). No creo que el paciente con demencia sea nuestro enemigo (aunque su enfermedad lo es), pero si es así como debemos tratar a un enemigo, ¿cuánto más no debemos servir a semejante persona, incluso si no anticipamos una recompensa en esta vida?

Dios transforma el carácter del cuidador. Dios no malgasta su tiempo ni el nuestro. Tiene un propósito para todo lo que permite en nuestras vidas. Uno de sus propósitos en la demencia es refinar el carácter de los cuidadores, usando esa enfermedad para transformarles de modo que sean más como Jesús, dando así honor a nuestro Señor. Esto es tan importante que más tarde volveremos sobre el tema.

Crecer en confianza. A medida que crecemos en nuestra experiencia cristiana al superar los obstáculos de la vida, aprendemos a confiar más plenamente en la presencia del Espíritu Santo en nuestras vidas. Nos volvemos más conscientes de su amor y de su sabiduría, que operan constantemente en nosotros, y esto nos permite confiar más en Él.

Afirmación por parte del paciente. Incluso las víctimas de las últimas etapas de la demencia manifiestan de vez en cuando su reconocimiento y su apreciación por la asistencia que reciben. Mi madre, incluso cuando estaba sumida en una tremenda confusión, de vez en cuando manifestaba su gratitud con una sonrisa y diciendo en voz baja «Gracias» o «Te quiero». Estas expresiones de agradecimiento no eran frecuentes, pero cada vez que se producían tenían una tremenda importancia para mí.

Las recompensas eternas

Hemos visto que cuando hacemos algo por otros que tienen necesidad, Jesucristo considera que lo estamos haciendo por Él. Este es un privilegio, y puede ser recompensa suficiente. Ofrecer un cuidado cariñoso es hacer la obra de Dios, y esta es eterna. Pablo escribe: «Por tanto, mis amados hermanos, estén firmes, constantes, abundando siempre en la obra del Señor, sabiendo que su trabajo en el Señor no es *en* vano» (1 Co. 15:58, NBLH). Esto está escrito dentro del contexto de nuestra resurrección final de los muertos, de modo que «no es en vano» quiere decir que tendrá consecuencias eternas.

Los resultados de la asistencia amorosa se verán en la eternidad, y en el cielo habrá recompensas que harán que las que recibimos en esta vida palidezcan en comparación. La motivación primaria para ofrecer un cuidado de amor no debería ser lo que recibamos a cambio; Dios, en su justicia, ya se encargará de que no nos quedemos sin la debida recompensa.

Básicamente tenemos tres opciones para decidir cómo usar nuestro tiempo: podemos optar por invertirlo bien, haciendo cosas con valor eterno; podemos pasar la mayor parte de nuestra vida en el pecado; o, tercero, podemos pasar el tiempo haciendo cosas que, aunque por sí solas no son malas, son francamente una pérdida de tiempo. Llegará un día en que estaremos delante de Dios para que se juzguen nuestras obras. Afortunadamente, no seremos juzgados por nuestros actos pecaminosos, porque cuando entregamos nuestra vida a Cristo fueron perdonados. Lo que se juzgará será la cantidad de tiempo que invertimos en hacer el bien para la eternidad en comparación con el tiempo que desperdiciamos. Pablo compara nuestras buenas obras al oro, la plata y las piedras preciosas, mientras que el tiempo perdido es madera, heno y hojarasca, que se convertirán en humo:

> Y si sobre este fundamento alguno edificare oro, plata, piedras preciosas, madera, heno, hojarasca, la obra de cada uno se hará manifiesta; porque el día la declarará, pues por el fuego será revelada; y la obra de cada uno cuál sea, el fuego la probará. Si permaneciere la obra de alguno que sobreedificó, recibirá recompensa. Si la obra de alguno se quemare, él sufrirá pérdida, si bien él mismo será salvo, aunque así como por fuego (1 Co. 3:12-15).

Sin duda, la asistencia de amor que ofrezcamos a pacientes con demencia formará parte del oro, la plata y las piedras preciosas que se repartirán en la eternidad. Los cuidadores se contarán entre los que escucharán la frase maravillosa: «Bien, buen siervo y fiel; sobre poco has sido fiel, sobre mucho te pondré; entra en el gozo de tu señor» (Mt. 25:23). ¡Sí! Honramos a Dios cuando, altruistamente, ofrecemos un cuidado amoroso a quienes no nos pueden recompensar por ello. Uno de mis himnos favoritos de una era ya pasada lo expresa de una manera muy hermosa:

Oh, Amor que no me dejarás,
descansa mi alma siempre en ti;
es tuya y tú la guardarás,
y en lo profundo de tu amor,
más rica al fin será.

Oh, Luz que en mi sendero vas,
mi antorcha débil rindo a ti;
con fe te entrego el corazón
seguro de encontrar en ti
más bello resplandor.

Oh, Gozo que al venir a mí
quitaste todo mi dolor,
tras la tormenta el arco vi,
y ya el mañana yo lo sé,
sin lágrimas será.

Oh, cruz que miro sin cesar
mi orgullo, gloria y vanidad
al polvo dejo, por hallar
la vida que en su sangre dio
Jesús, mi Salvador.[17]

El llamado que hace Dios de cuidar de una persona con demencia supone un reto tremendo, pero en muchos sentidos es una oportunidad maravillosa. Hace falta una profunda humildad para reconocer que no podemos hacerlo solos. Pero, gracias a Dios, tenemos una ayuda disponible y debemos recurrir a ella cuando haga falta.

---

17. George Matheson, «O Love That Wilt Not Let Me Go», 1882 («Oh, Amor que no me dejarás», trad. Vicente Mendoza).

Oración

Padre celestial, sé que en ocasiones nos llamas a hacer cosas que son muy difíciles. Doy gracias porque tu propósito no es solo darme una vida feliz y segura; tu propósito es honrarte haciendo una obra transformadora en mi alma. Entrego mi vida a ti como sacrificio vivo, y te ruego que la uses para honrar tu nombre. Dame las fuerzas para hacer lo que es correcto, y para compartir tu amor con otros de las maneras que tú quieras. Pido esto para mi bien y para tu honra. Amén.

8
¿Cómo podemos honrar a Dios mediante la demencia?

Llegamos ahora al punto central de este libro: cómo honrar a Dios cuando vivimos la tragedia de la demencia, y también por medio de ella. Hemos estudiado los fundamentos bíblicos, hemos repasado lo que necesitamos saber sobre la demencia, incluso su diagnóstico y su tratamiento, y hemos conseguido tener una idea de lo que debe ser experimentar la demencia, tanto para el paciente como para el cuidador. La pregunta clave que hay que formular es: si el propósito de Dios en todas las cosas es que Él sea honrado y glorificado, ¿cómo encaja una tragedia como la demencia en este marco más amplio? La siguiente pregunta que debemos hacernos es: ¿qué pasos podemos dar para formar parte del plan de Dios y honrarle mediante la demencia? Descubriremos que hay diversas maneras. Honramos a Dios cuando:

- Adoptamos los valores bíblicos
- Respetamos la dignidad de quienes padecen demencia
- Satisfacemos las necesidades de los pacientes con demencia
- Ofrecemos un cuidado amoroso
- Hacemos partícipe a la iglesia
- Crecemos mediante esa experiencia
- Oramos, confiamos y ponemos nuestra esperanza en Cristo
- Llegamos bien al final de la vida

Valorar lo que valora Dios

Volvamos al caso de David y Dania. La demencia de David progresaba lentamente. Cada vez eran menos los momentos en que podía responder positivamente a Dania. Seguía queriendo estar con ella, pero muy pocas veces quería abrazarla y, en ocasiones, era incapaz de pronunciar su nombre. Según parece, la veía como a una desconocida amigable. No sabía en qué día vivía, y apenas quería salir de casa. Dania sentía que había perdido a su mejor amigo. No solo echaba de menos a David como esposo y amante, sino que sentía que lo estaba perdiendo como compañero. Si intentaba leerle algo, él no podía seguir el hilo de la lectura y a veces le decía de mala manera que se callara. Después de descubrir que a él todavía le gustaba escuchar música, ella le ponía sus discos favoritos, sobre todo de antiguos himnos. Encontró otras maneras de complacer a su esposo, como servirle un tazón de helado. Cuando él empezaba a llorar, ella aprendió a dejar lo que estaba haciendo, sentarse a su lado y tomarle de la mano. Me comentó que, aunque él ya no parecía la misma persona que había sido, seguía siendo alguien merecedor de su amor. Dania me confió que, por mucho que amaba a David, estaba lista para que el Señor se lo llevara. Esperaba el día en que él pudiera estar sano y, juntos, disfrutasen la eternidad con Jesús. Dania empezaba a valorar lo que valora Dios.

Si queremos honrar a Dios en la demencia e incluso mediante ella, primero debemos conocerle de forma íntima. Hemos de pensar como Él piensa, responder a las circunstancias de la vida como Él lo hace, amar lo que Él ama y valorar lo que valora. Cuando conocemos a Dios de esta manera, podemos responder a la demencia como Dios mismo respondería a ella.

Ya hemos visto nuestra necesidad de saber que la demencia no formaba parte de la creación de Dios (originariamente buena), sino que fue una consecuencia del pecado. Debemos entender que Dios tiene el control y un propósito en todas las cosas que permite y hace, incluso la demencia. Afortunadamente, en la cruz de Cristo y en nuestra salvación vemos cómo Dios toma las cosas malas y las utiliza para el bien. Aunque nos cueste aceptarlo, puede hacer lo mismo con la demencia. Por último, sabemos que nuestro hogar eterno no está en este mundo, con todos sus retos y su pecado; nuestro destino es estar en la presencia de Dios. Esto incluye tanto a los pacientes de demencia como a todos los involucrados en su cuidado. Nuestras pruebas acabarán y hallaremos paz, descanso y una plenitud creciente en la presencia de Dios.

¿Qué concede auténtico valor a nuestras vidas? Stephen Post ha escrito acertadamente:

> Vivimos en una cultura que es hija del racionalismo y del capitalismo, de modo que la claridad mental y la productividad económica determinan el valor de la vida humana. El lema «Pienso, luego existo» no se puede sustituir por «Deseo, siento y me relaciono mientras me desvinculo mediante el olvido de mi antiguo yo, pero existo»... Los seres humanos son mucho más que mentes agudas, recordadores poderosos y éxitos económicos.[18]

Cuando nos creemos el mito de que nuestro intelecto y nuestras capacidades definen nuestro valor, cometemos dos errores. Primero, aceptamos un sentido falso de nuestro valor personal y, segundo, reducimos el valor de los que no tienen esas mismas capacidades. Menospreciamos a alguien creado a la imagen de Dios, y en este sentido ofendemos al propio Dios. Es casi como arrojar basura a la foto de alguien a quien amamos. Debemos tener siempre en cuenta que la demencia es una enfermedad. Cuando alguien padece neumonía, no esperamos que pueda hacer lo mismo que cuando tenía salud, y no cuestionamos su valor. Lo mismo debemos hacer cuando la enfermedad es la demencia.

Existen algunas preguntas adjuntas que debemos contestar.
Los enfermos de demencia, ¿siguen siendo personas completas?
Antes dije que una persona era la unión intrínseca de cuerpo y alma. Aquí quiero recalcar que no es necesario que el cuerpo y el alma estén en perfectas condiciones para que una persona sea completa.

---

18. Stephen Post, *The Moral Challenge of Alzheimer Disease* (Baltimore, MD: Johns Hopkins University Press, 1995), p. 3.

Con demasiada frecuencia he escuchado a personas sanas hablar de quienes tienen demencia refiriéndose a ellos como «medias personas» o «cuerpos vivos con la mente muerta». Es cierto que la demencia puede alterar significativamente una personalidad, pero no el hecho de que son personas. Puede que se comporten de otra manera, pero siguen siendo personas completas. Todos los nacidos de unos padres humanos son personas humanas hechas a la imagen de Dios. Debemos tratarlas como personas, no como objetos. Para usar la terminología del filósofo Martin Buber, debemos relacionarnos con ellas en términos de «yo-tú», no «yo-ello». La demencia puede perjudicar la consciencia de uno mismo, pero no reduce la personalidad.

¿Ama y valora Dios a las personas con demencia? Por supuesto, como ya vimos antes. Dios dijo: «He aquí que todas las almas son mías» (Ez. 18:4). Esta es una afirmación globalizadora, que no distingue entre quienes tienen demencia y los que no, porque todos tienen alma. Uno de los versículos más conocidos de la Biblia es Juan 3:16, donde leemos: «Porque de tal manera amó Dios al mundo», lo cual significa que ama a todos. Dios nos ve a todos como personas rotas y necesitadas de su amor. Da lo mismo hasta qué punto estemos rotas.

¿Cuánto valora Dios nuestro intelecto? La respuesta es... no tanto como nosotros. Quizá quien lo exprese mejor sea el apóstol Pablo:

> Pues consideren, hermanos, su llamamiento. No hubo muchos sabios conforme a la carne (normas humanas), ni muchos poderosos, ni muchos nobles. Sino que Dios ha escogido lo necio del mundo para avergonzar a los sabios; y Dios ha escogido lo débil del mundo para avergonzar a lo que es fuerte. También Dios ha escogido lo vil y despreciado del mundo: lo que no es, para anular lo que es, para que nadie se jacte delante de Dios. Pero por obra Suya están ustedes en Cristo Jesús, el cual se hizo para nosotros sabiduría de Dios, y justificación, santificación y redención, para que, tal como está escrito: «EL QUE SE GLORÍA, QUE SE GLORÍE EN EL SEÑOR» (1 Co. 1:26-31, NBLH).

El profeta Jeremías estaría de acuerdo:

> Así dijo Jehová: No se alabe el sabio en su sabiduría, ni en su valentía se alabe el valiente, ni el rico se alabe en sus riquezas. Mas alábese en esto el que se hubiere de alabar: en entenderme y conocerme, que yo soy Jehová, que hago misericordia, juicio y justicia en la tierra; porque estas cosas quiero, dice Jehová (Jer. 9:23-24).

Aunque queramos tener en gran consideración nuestro intelecto, Dios no la tiene. Haremos bien en recordar la enseñanza de Jesús: «Así, los primeros serán postreros, y los postreros, primeros» (Mt. 20:16). Nuestra conclusión debe ser: Dios valora a los que tienen demencia, y nosotros deberíamos valorarlos también.

Dios valora las emociones, los sentimientos y las relaciones

Dios valora nuestras emociones porque Él también es un ser emocional. Leemos que se regocija (Is. 62:5), ama (Sal. 103:17; Is. 54:8), se entristece (Sal. 78:40; Ef. 4:30), se enfurece (Éx. 32:10) y tiene piedad (Sal. 103:13). No solo le preocupa cómo pensamos, sino también cómo sentimos. Nos creó para experimentar gozo, amor y placer, pero también nos dio la capacidad de estar airados, deprimidos y desanimados. Estas emociones forman parte de nuestra condición de personas completas tanto como lo hacen nuestras capacidades cognitivas.

Además de tener sentimientos, Dios responde a las sensaciones agradables; en la Biblia se le representa como alguien que escucha, huele y aprecia la belleza. Una de las imágenes hermosas del cielo presenta a Jesús sentado con su esposa en un banquete. Los banquetes son una fiesta para todos nuestros sentidos: la vista, el oído, el gusto, el olfato y el tacto. Él nos creó para disfrutar de todos ellos. Nuestras emociones y nuestra capacidad de sentir cosas forman parte de nuestro estado de personas completas tanto como lo hace nuestro intelecto. Una persona no pierde los placeres emocionales y sensoriales a medida que progresa su demencia.

Por último, Dios es relacional. A lo largo de toda la eternidad pasada, Dios ha existido como un Dios en tres personas. Cuando creó a la humanidad dijo: «Hagamos al hombre a nuestra imagen, conforme a nuestra semejanza» (Gn. 1:26). (Fíjate en los plurales). Antes de la creación de Eva, Dios dijo: «No es bueno que el hombre esté solo» (Gn. 2:18). Aunque dijo esto dentro del contexto del matrimonio, no tiene por qué estar limitado a la relación conyugal. Dios nos creó como seres sociales, que necesitan relacionarse con otros.

Dado que Dios hizo que las emociones, los placeres sensoriales y las relaciones sociales fueran rasgos distintivos de nuestra humanidad, nunca debemos rebajar el valor de los que, aunque carecen de capacidad cognitiva, aún pueden experimentar emociones, disfrutar de los sentimientos y beneficiarse de la compañía de otros.

Dios valora el momento presente

Una manera en la que los seres humanos diferimos de nuestro Dios es debido a nuestra relación con el tiempo: estamos limitados al momento presente. Experimentamos un instante y luego se esfuma, y solo podemos recuperarlo con un recuerdo. Nos preguntamos qué nos reserva el futuro y, aunque podemos decir como si tal cosa «Solo Dios lo sabe», esto es cierto. Dios, capaz de entrar en el tiempo y viajar por él con nosotros (como hizo el Jesús encarnado), también vive en todo el tiempo, en presente. Si pusieras toda la historia en una línea cronológica, Dios estaría presente en toda su longitud y al mismo tiempo. Si tienes problemas para entender cómo puede ser así, estás en buena compañía: yo tampoco lo entiendo. Pero piensa en estos pasajes:

Y respondió Dios a Moisés: YO SOY EL QUE SOY (Éx. 3:14).

Antes que naciesen los montes
Y formases la tierra y el mundo,
Desde el siglo y hasta el siglo, tú eres Dios (Sal. 90:2).

Jesús les dijo: De cierto, de cierto os digo: Antes que Abraham fuese, yo soy (Jn. 8:58).

Porque así dijo el Alto y Sublime, el que habita la eternidad, y cuyo nombre es el Santo (Is. 57:15).

Me encanta la frase de Isaías que dice Dios «habita la eternidad». Cuando a Dios se le llama «YO SOY», el uso del tiempo presente indica que, desde la eternidad pasada a la presente, Él siempre está ahí. Hay ocasiones en que me gusta disfrutar sencillamente del momento presente. Puedo alejarme del pasado, dejar de pensar en el futuro y permitir que el presente me consuma. A Dorothy y a mí nos encanta pasear cuando se pone el sol, deleitándonos en la belleza del momento. En esos instantes nada más parece importar; disfrutamos del presente. Quizá Dios también es así, porque también Él valora el presente. Las víctimas de la demencia también lo hacen, sobre todo a medida que avanza su enfermedad. Ya no se preocupan por el futuro, y cada vez son menos conscientes del pasado. Al encontrar paz y gozo en el presente, no les preocupa su pérdida de memoria y de otras capacidades.

Las Escrituras y la memoria

Dado que buena parte de la demencia se centra en la memoria, hemos de reflexionar un poco sobre qué dice la Biblia sobre nuestra capacidad de recordar. Solo en el libro de Deuteronomio, la palabra «recordar» aparece catorce veces y, en algunas versiones, los términos *recordar, reminiscencia, recuerdo* o *no olvides* aparecen un total de 226 veces. Pensemos, por ejemplo, en Salmos 103:2: «Bendice, alma mía, a Jehová, y no olvides ninguno de sus beneficios». En Deuteronomio 32:7 expresa: «Acuérdate de los tiempos antiguos, considera los años de muchas generaciones; pregunta a tu padre, y él te declarará; a tus ancianos, y ellos te dirán». No cabe duda de que nuestra capacidad de recordar es un tema recurrente en las Escrituras. La capacidad de recordar es algo maravilloso que nos ha sido dado por designio divino. Dios valora la memoria; nosotros también debemos hacerlo, y lamentar su pérdida.

Los recuerdos pueden ser una fuente de gran gozo. Nos complace recordar las bendiciones que nos ha dado Dios en el pasado, y hacerlo nos lleva a darle gracias y a glorificarlo. Los recuerdos nos motivan a actos de servicio y de sacrificio en el presente. A menudo obtenemos sabiduría cuando reunimos diversos recuerdos y aprendemos de ellos. Los recuerdos nos permiten ver nuestra vida actual desde una perspectiva más clara. Puede que pasemos por momentos difíciles, pero nos vendrá a la mente un recuerdo que los haga más tolerables. Cuando luchamos con la duda sobre si podemos confiar en Dios cuando necesitamos ayuda, hemos de recordar lo que hizo nuestro Señor por nosotros en la cruz. Al recordar esto, podemos estar seguros de recibir su ayuda en nuestra necesidad actual. En el Antiguo Testamento vemos al profeta Jeremías que, acosado por una situación complicada, se mantiene a flote al recordar el amor firme y la fidelidad del Señor:

> Acuérdate de mi aflicción y de mi abatimiento, del ajenjo y de la hiel;
> Lo tendré aún en memoria, porque mi alma está abatida dentro de mí;
> Esto recapacitaré en mi corazón, por lo tanto esperaré.
> Por la misericordia de Jehová no hemos sido consumidos, porque nunca decayeron sus misericordias.
> Nuevas son cada mañana; grande es tu fidelidad (Lm. 3:19-23).

Dios admite que tenemos tendencia a olvidar, y nos ha mandado algunos recursos para recordar las cosas. Estableció el día de reposo por diversos motivos, uno de los cuales era que los israelitas recordasen que en otro tiempo fueron esclavos en Egipto (Dt. 5:13-15). Una vez al año, el pueblo judío tenía la orden de celebrar la Pascua para evitar que olvidasen su liberación de los egipcios. A lo largo de la historia, Dios mandó que se erigiesen diversos monumentos (con frecuencia, un montón de piedras) para ayudar a su pueblo a recordar diversos sucesos. Esta práctica de ayudar a nuestra memoria prosiguió en el Nuevo Testamento, cuando nuestro Señor instituyó la Santa Cena, diciendo a sus seguidores que tomaran de los elementos de la comunión «en memoria de mí» (Lc. 22:19). De igual manera que Dios se entristece al ver las numerosas consecuencias del pecado, sospecho que también le duele que la demencia lleve a algunos de sus hijos a olvidar.

Una de las cosas más grandes que hizo Dios para ayudar a nuestras pobres memorias fue darnos el Espíritu Santo. Así es como Jesús describió su trabajo: «Pero el Consolador (Intercesor), el Espíritu Santo, a quien el Padre enviará en Mi nombre, Él les enseñará todas las cosas, y les recordará todo lo que les he dicho» (Jn. 14:26, NBLH). Luego Jesús describe la paz y la libertad del temor que nos traerán los recordatorios del Espíritu Santo.

No obstante, hay momentos en los que es posible recordar demasiado. Si recordásemos todos los detalles de nuestras experiencias pasadas, nos sentiríamos abrumados y nos resultaría imposible clasificar tanta información. Por la providencia de Dios olvidamos muchos detalles del pasado que podrían despistarnos y recordamos solamente lo que necesitamos para tomar decisiones sabias en el presente. Fíjate que Pablo se alegraba de olvidar parte del pasado: «Hermanos, yo mismo no pretendo haberlo ya alcanzado; pero una cosa hago: olvidando ciertamente lo que queda atrás, y extendiéndome a lo que está delante, prosigo a la meta, al premio del supremo llamamiento de Dios en Cristo Jesús» (Fil. 3:13-14). Pablo admitía que si quería alcanzar la meta de su vida en Cristo, tenía que olvidar tanto las luchas como las glorias del pasado y seguir avanzando.

Debemos admitir que nuestros recuerdos, incluso en su máxima expresión, suelen ser pobres. Me intriga ver que, cuando mi esposa y yo invitamos a casa a parejas más jóvenes y les pedimos que nos cuenten cuál fue su primer encuentro, a menudo escuchamos dos versiones distintas de la anécdota. Después de que la mujer cuenta sus preciados recuerdos, el hombre interviene y dice: «Ahora, dejen que les cuente mi versión de la historia». Además, nuestras memorias pueden ser bastante caprichosas y egocéntricas. ¿Con qué frecuencia contamos una historia que nos hace quedar mejor en lugar de contar realmente lo que pasó? A menudo, lo que recordamos es más lo que deseamos que hubiera sucedido que lo que pasó de verdad. Debido en parte a nuestra naturaleza pecaminosa, nos gusta pensar que somos héroes, y tenemos una imagen de nosotros mismos superior a la real. Aunque admitimos el fracaso de nuestros recuerdos, una realidad consoladora es que Dios tiene una memoria perfecta. La impresionante consecuencia es que nunca nos olvidará. La mayoría encontramos un gran consuelo en esta promesa:

> ¿Se olvidará la mujer de lo que dio a luz, para dejar de compadecerse del hijo de su vientre? Aunque olvide ella, yo nunca me olvidaré de ti. He aquí que en las palmas de las manos te tengo esculpida (Is. 49:15-16).

Podemos consolarnos al pensar que Dios tiene una memoria perfecta, pero también por el hecho de que a veces Dios opta por olvidar. Una vez confiamos en Jesús y nacemos de nuevo, Dios acepta plenamente el pago que hizo Jesús por nuestros pecados, borrándolos de su memoria: «Yo, yo soy el que borro tus rebeliones por amor de mí mismo, y no me acordaré de tus pecados» (Is. 43:25).

La memoria y la demencia

Dado que la memoria es importante y Dios la valora tanto, debemos hacer todo lo posible para conservar los recuerdos de quienes padecen demencia. Esto lo podemos hacer contándoles repetidas veces la historia de sus vidas. Debemos recalcar cómo Dios, en su gracia, las llevó hasta Él y obró en ellas y por medio de ellas. Y puede que nunca se cansen de escuchar los relatos bíblicos que aprendieron en la escuela dominical. Hemos de seguir repitiéndoles que Dios las ama y que Jesús murió por ellas. Hemos de usar himnos, cantados o leídos, dado que estos despertarán sus recuerdos emocionales.[19] También debemos recordarles en todo momento que las amamos.

---

19. La Asociación de Alzheimer tiene una página en la Internet titulada «Singing for the Brain» («Cantando para el cerebro»). En ella afirman: «Cantar no es solo una actividad agradable, sino que puede proporcionar una manera de que las personas con demencia, junto con sus cuidadores, se expresen y socialicen con otros en un grupo divertido y que les apoye. Ocultas en la di-

En resumen, podemos decir que, cuando aceptemos los valores de Dios, estos comenzarán a transformar nuestra actitud hacia la demencia y tributarán honra a Dios.

Oración

Padre celestial, estos pensamientos me acusan, porque yo también me enorgullezco demasiado de mi intelecto y de lo que he conseguido. Admito que estas cosas no te impresionan, porque eres mucho más grande. Sé en mi corazón que mi verdadero valor radica en el hecho de que me has hecho a tu imagen y me has comprado con la sangre de mi Salvador. Ayúdame a tener esto siempre presente. Ayúdame a recordar lo que quieres que recuerde y a usar mis recuerdos para obtener tu sabiduría y un espíritu de gratitud. Te agradezco que nunca me olvides aunque a veces yo lo haga. Pido esto para mi beneficio y para tu honra. Amén.

---

versión se encuentran actividades que se basan en el recuerdo bien conservado en el cerebro de las canciones y de la música. Aunque hay muchos recuerdos que son difíciles de recuperar, la música resulta particularmente fácil». Consultada 23 diciembre 2015, https://www.alzheimers.org.uk/site/scripts/documents_info.php?documentID=760.

9

Respetar la dignidad de quienes padecen demencia

Siempre esperaba impaciente mis citas con Julio en la clínica. Julio y Rosaura, que llevaban sesenta y tres años casados, estaban muy enamorados. Julio padecía una demencia moderadamente intensa, pero siempre se mostraba agradable, sonriente y amistoso. Era hermoso ver cómo se relacionaba Rosaura con él. Cuando yo entraba en la sala de examen, ella siempre lo tenía agarrado de la mano y le cantaba en voz baja alguna canción, y Julio sonreía. Cuando yo le preguntaba algo, él miraba a Rosaura asintiendo, y ella siempre respondía en plural, sin hablar nunca en su propio nombre. Él siempre sentía que formaba parte de la conversación y que tenía cierto grado de voluntad para tomar decisiones. Dentro del marco de su demencia, era evidente que Rosaura respetaba la dignidad que Dios había conferido a Julio. Ella sabía que estaba hecho a imagen de Dios, y ella le respetaba.

Respetar la dignidad de un paciente con demencia es coherente con los valores bíblicos, y mejora inmensamente la calidad de su vida cuando se enfrenta a este trastorno devastador. Hace poco di una conferencia sobre la demencia a un grupo de ancianos. Una querida señora que estaba sentada en primera fila se puso a llorar en silencio. Le agradecí que, una vez acabada la reunión, se acercase a hablar conmigo. Me dijo que su esposo había muerto hacía poco, después de varios años de padecer demencia. Durante todo el tiempo que duró su enfermedad, ella no había pensado que su marido tuviera dignidad, y admitió que lo había considerado una «no persona», un cuerpo sin mente. Concluyó diciendo: «Supongo que habría sido mucho mejor para los dos si yo hubiera reconocido la dignidad de la persona que él seguía siendo».

En nuestro intento de respetar la dignidad de quien tiene demencia no hay reglas, no hay «recetas» que podamos seguir, y cada fase de la demencia de una persona plantea retos exclusivos que hay que superar. Como cristianos, debemos depender de Dios para que por medio de su Espíritu nos ayude a mostrar respeto por nuestros seres queridos que tienen demencia. Aun así, hay algunas pautas útiles que podemos seguir.

Aprende de Jesús

En la Biblia no vemos que Jesús atendiera a nadie afectado de demencia. A pesar de ello, podemos aprender mucho de Él, porque era (¡y sigue siendo!) el Gran Médico que «anduvo haciendo bienes y sanando a todos los oprimidos» (Hch. 10:38). Jesús abordó todo tipo de enfermedades físicas, mentales y espirituales. Miraba a cada individuo con compasión, sin duda sintiendo la tragedia de su enfermedad. Jesús dedicó tiempo a las personas, les habló directamente, formuló preguntas, las tocó y se dio a sí mismo altruistamente. Les mostró respeto y nunca les reprochó los problemas que le presentaban. Jesús sirvió incluso cuando tenía hambre y no tenía tiempo para comer. Ni siquiera el agotamiento físico y la falta de sueño le impidieron atender a quienes lo necesitaban. Jesús ayudó a todo tipo de personas, desde las que eran respetadas por la sociedad hasta los parias, desde los eruditos a los incultos, desde los justos hasta los atrapados en el pecado. Hizo esto porque los amaba, y podemos concluir que respetaba su dignidad, porque los creó a imagen de Dios.

Uno de los relatos sobre Jesús que más me gusta es aquel en el que sana al ciego Bartimeo, que hallamos en Marcos 10. Bartimeo había sido marginado por su cultura. Las multitudes que seguían a Jesús no creían que Bartimeo fuera digno de ayuda, de modo que intentaron hacerle callar cuando clamó pidiendo ayuda. Sin embargo,

Jesús se detuvo y le llamó para que se acercase a Él. Jesús no le trató como un problema ni como un retraso en su agenda, sino que tomó tiempo para conversar con él. ¡Qué modelo para que lo sigamos! Pero debemos tomar a Jesús como ejemplo no solo cuando sea conveniente; nos ha mandado hacerlo incluso cuando eso plantea inconvenientes. Cuando Jesús contó la historia de un hombre que había ayudado a la víctima de un asalto y que necesitaba ayuda desesperadamente, dijo a quien quería seguirle: «ve y haz tú lo mismo» (Lc. 10:37). También nosotros debemos mostrar respeto por todos, incluso a quienes padecen demencia. Jesús enseñó que cuando servimos a los necesitados en realidad le servimos a Él, lo cual es un gran honor (Mt. 25:40).

Regala tu tiempo

Dios nos ha hecho personas sociales; crecemos dentro del contexto de las relaciones. Lo mismo sucede con muchos que padecen demencia, que a menudo anhelan con desespero la compañía humana y una escapatoria de la soledad. Con demasiada frecuencia los demás les ignoran, incluso aquellos a los que aman. Su soledad se ve exacerbada por su enfermedad, porque es habitual que olviden rápidamente que alguien ha pasado un tiempo con ellos. Recuerdo bien un momento en que mi suegra le dijo a mi esposa que yo ya no la quería porque no iba a verla nunca. Basándonos en los hechos tal como los veía ella, su conclusión era válida. Pero lo cierto es que yo la visitaba todos los días, y se había olvidado. Aunque mi suegra olvidase mis visitas, no era un tiempo desperdiciado, porque cuando iba a verla ella las disfrutaba.

Contrariamente a lo que podríamos pensar, el don de la presencia es quizá más importante en las etapas avanzadas de la demencia. En esa fase, es habitual que los seres queridos sientan que sus visitas no sirven de nada. Dan por hecho que el paciente no les reconocerá o no recordará su visita, y esta puede ser precisamente la conclusión más equivocada. Las personas con demencia avanzada son a menudo como un bebé de tres meses. Un paciente así no dice: «Mamá, te quiero y me alegro mucho de que estés aquí», pero es consciente de la presencia de su madre, que le permite sentirse cómodo y a salvo. Por supuesto, los adultos con demencia no son niños, y nunca hay que tratarlos como si lo fueran.

Céntrate en la persona

Al tratar con pacientes con demencia, es fácil olvidar que son personas únicas con necesidades, capacidades y potencial propios. Hemos visto que aún tienen sentimientos y necesitan relaciones humanas. Nunca debemos verlos como un problema que solventar. Aprendí mucho de Elisa, una paciente a la que visité hace años. Vino a la consulta con su hermana, Francisca. Inmediatamente, Francisca me contó que Elisa había salido de casa de noche, y que vagabundeó hasta que la encontró la policía y la devolvió a su hogar. Cuando relataba el incidente, Francisca lloraba, temiendo que pudiera pasar algo peor. Elisa estaba sentada, con el ceño fruncido, e intentó explicar, furiosa, que había tenido hambre y que se fue a buscar algo de comer. Entonces dijo: «¡Pero nadie me escucha! ¿Es que no soy importante yo también?». Me quedé sorprendido y avergonzado, admitiendo que, aunque Francisca había dicho la verdad, Elisa tenía derecho a participar en la conversación y que, por respeto a su dignidad, yo tendría que haber interrumpido a su hermana y al principio de la visita haber preguntado a Elisa cuáles eran sus inquietudes.

Muy a menudo, nadie tiene en cuenta las necesidades y los sentimientos de las personas con demencia. Esto pasa tanto dentro de las familias como en la comunidad médica. He oído muy a menudo comentarios como este: «Esta tarde el señor Juan se quejaba de dolor de cabeza, pero tiene demencia, así que, ¿quién sabe si era verdad?». Esto no solo es una mala asistencia: niega el valor del señor Juan. Se centra en su dolencia, pero le pierde de vista a él. Es posible que la descripción que hizo el señor Juan de su dolor fuera inexacta, pero no deberían haberla ignorado.

Aprende a comunicarte

Admitir la dignidad de las personas nos exige que intentemos comprender qué pretenden y, en la medida de lo posible, asegurarnos de que nos entienden. Como vimos antes, la comunicación eficaz puede exigir mucha paciencia tanto para el hablante como para el oyente. Cuando las personas con demencia tienen dificultades para encontrar la palabra exacta, quizá aprecien que les hagamos una sugerencia; en otros momentos, puede que eso les ofenda. Cuando intentamos respetar su dignidad, necesitamos un alto grado de sensibilidad.

En las últimas fases de la demencia, la cognición limitada puede restringir toda la comunicación verbal. A esas alturas, de hecho, algunos comportamientos extraños pueden ser intentos de comunicarse. Los que intenten comprender una conducta concreta deben estar dispuestos a asimilar lo que esta transmite. Si un paciente escupe la comida, puede ser una forma de decir: «No me gusta lo que me has dado. ¿No puedes darme otra cosa?». Que se desvista en público puede significar: «Quiero ir al baño» o «Tengo mucho calor». Que vaya caminando de un lado para otro puede querer decir: «Estoy aburrido y busco algo que hacer». Muchas veces oigo a pacientes con demencia que dicen: «Por favor, déjeme ir a casa», lo cual significa a menudo: «¿No puedo volver a un mundo en el que sepa lo que está pasando?».

En esos momentos, podemos expresar lo que creemos que quieren decir, y preguntarles si hemos acertado. Puede que logren respondernos. Si escupen la comida, podemos preguntarles si preferirían comer otra cosa. En ocasiones no podrán respondernos adecuadamente. Si están llorando y sospechamos que quieren indicarnos que les duele algo en concreto, podemos preguntarles si es así y, en tal caso, que nos señalen dónde les duele. Si no logramos deducir que sus conductas ofensivas son en realidad intentos de comunicación puede que nos enfademos con ellos; pero, si intentamos interpretar correctamente sus esfuerzos para comunicarse, respetamos su dignidad.

La comunicación eficaz requiere no solo intentar comprender a los pacientes con demencia, sino también capacitarles para que nos entiendan. Puede ser útil hablar lentamente, usando frases cortas y vocabulario sencillo, e introduciendo solo un pensamiento cada vez. Asegúrate de que los pacientes disponen de sus ayudas para la audición y las gafas, de modo que puedan leerte los labios. Cuando les hables, míralos de frente y repite tus palabras. Puede ser útil usar gestos y lenguaje corporal para asegurarte de que les llega tu mensaje.

Respeta su autonomía

¿Recuerdas cómo respondía Rosaura a mis preguntas a Julio de tal manera que siempre le incluía en la respuesta? Al hacerlo mostraba respeto por su autonomía, por su deseo de tener cierto control sobre su vida. Ella podría haber actuado como la jefa intentando dominar la situación, pero antes de tomar una decisión siempre la consultaba con él y, a pesar de que al final siempre era ella la que la tomaba, él nunca se sentía excluido. A nadie le gusta que le estén diciendo constantemente lo que tiene que hacer; esto es tan cierto de las personas con demencia como de cualquier otra.

En las primeras fases de la demencia, los pacientes son bastante capaces de tomar muchas decisiones por su cuenta y, cuando pasa esto, es conveniente cumplir sus deseos. A medida que progrese la demencia puede que sigan siendo capaces de elegir entre varias opciones pero no de tomar decisiones inteligentes cuando se enfrenten a cuestiones más complejas. Por ejemplo, si vas a comprar un helado, pídeles que elijan entre sus dos sabores favoritos; es mejor no hacer una lista de todos los sabores. A medida que las decisiones se vuelven más complejas y sus consecuencias son más importantes, es necesario evaluar si el paciente tiene la capacidad de comprender la complejidad de una decisión antes de pedirle que la tome. Un paciente que puede tomar sin problemas una decisión sobre un helado puede que no entienda lo que supone aceptar una operación a corazón abierto. Aun así, en la medida de lo posible, cuanto más permitimos que el paciente sienta que tiene un control significativo sobre sus decisiones, más respeto manifestamos por su dignidad inherente.

Respetar la autonomía no siempre es fácil. Demasiadas veces he sido testigo de un conflicto entre un individuo con demencia leve o moderada, cuyo valor primario es la independencia, y su familia, que por encima de todo desea que esa persona esté protegida. Recuerdo a Eduardo, quien, dentro de su demencia moderada, se negaba a aceptar cualquier ayuda de su cariñosa hermana y de su cuñado. Insistía en vivir solo, preparando sus propias comidas y cuidando de su apartamento. Como resultado de ello, vivía rodeado de suciedad y acabó desnutrido, de modo que su salud se resintió rápidamente. Al menos, su independencia no perjudicaba a nadie más. Esta situación de permitirle vivir de esa manera fue muy preocupante no solo para su familia sino también para mí, su médico. Sabiendo que en cualquier otro entorno él sería desgraciado, le dejamos seguir con su vida hasta que se produjo una crisis que exigió que lo ingresaran en una residencia.

Protege su dignidad

Preservar la autonomía como forma de respetar la dignidad es importante, pero no es lo único que hay que tener en cuenta. En ocasiones tenemos que proteger a las personas con demencia para que no cometan errores que desacreditarían su dignidad y su reputación.

Esto es necesario porque la demencia a menudo fomenta la incapacidad de decidir bien, el pensamiento ilógico y la falta de inhibición que impide al paciente reconocer que tiene un problema. Esto puede ser especialmente así cuando se produce una degeneración frontotemporal, el tipo de demencia al que tuvieron que enfrentarse Natán y Susana. Fue complicado, porque Natán podía mantener una conversación razonablemente correcta y su memoria funcionaba bastante bien.

La primera vez que uno lo veía le costaba creer que tuviera demencia. Sin embargo, sus habilidades sociales y su buen juicio estaban muy afectados, y su capacidad para comenzar una tarea y acabarla (la función ejecutiva) era muy limitada. Lo más preocupante es que se negaba a admitir que algo iba mal. Natán insistía en que podía seguir desempeñando su profesión, porque muchos dependían de él para su salud y para el sustento. Todo el mundo admitía que era incapaz de hacer su trabajo, menos Natán. Cuando le mostraban sus errores, se molestaba y se enojaba. Susana no quería avergonzar a Natán comunicando su diagnóstico a sus amigos y a sus jefes. Pero lo cierto es que había que hacer algo, porque si no otros saldrían perjudicados y la reputación de Natán también. Al final, Susana tuvo que intervenir, trabajando a espaldas de Natán, y dispuso que le relevasen de sus responsabilidades. En este caso, el respeto por la autonomía y por la dignidad se vio superado por la necesidad de proteger su buena reputación y para evitar que Natán perjudicase a otros; al hacer esto, Dios recibió honra.

La conducción de vehículos supone un reto parecido. Permitir que los que no están capacitados para conducir sigan haciéndolo no sustenta su dignidad y pone a otros en peligro.

Ayúdales a encontrar su potencialidad plena

Me encanta el título del libro de Rick Phelps, *While I Still Can* («Mientras aún puedo»).[20] Rick, víctima de una demencia temprana pero progresiva, pudo escribir su historia de una forma reconfortante y estimulante. No permitió que la demencia le impidiese ayudar a otros a encontrar sentido y valor. En medio de su lucha fundó *Memory People*, un grupo de apoyo por la Internet para las víctimas de la demencia. Fue consciente de una necesidad e hizo lo que pudo por satisfacerla.

En la medida de lo posible, hay que llevar a quienes padecen demencia a centrarse en lo que aún pueden hacer y no en aquello de lo que no son capaces. Cuando sea posible, hemos de hacer más *con* ellos y menos *a* ellos o *para* ellos. Es posible que exija más tiempo y suponga más frustración, pero mejorará tremendamente su calidad de vida. Con esta meta, es importante buscar oportunidades para realizar actividades en las que puedan tener éxito, y es igualmente útil apartarles de aquellas otras en las que probablemente fracasarán.

Además, pueden realizar actividades regulares de la vida cotidiana usando su memoria procedimental, aunque puede que sea

---

20. Rick Phelps y Gary Joseph LeBlanc, *While I Still Can: One Man's Journey through Early-Onset Alzheimer's Disease* (Bloomington, IN: Xlibris, 2012).

necesario estimularles. Si dices: «Papá, es hora de que te vistas», puede que él no sepa por dónde empezar, y a lo mejor piensas que no es capaz de hacerlo solo. Pero si le dices: «Ponte primero la camiseta interior», puede que él sepa continuar vistiéndose solo; no es totalmente dependiente. También es bueno que le digas lo que ha hecho bien y le alabes generosamente. Por ejemplo, mientras se viste puedes mantener su concentración y animarle diciendo: «Papá, lo estás haciendo muy bien», o: «Valoro que hagas estas cosas solo, porque me ayuda mucho». Estos ánimos hacen mucho para permitir que los pacientes se sientan bien, sigan siendo funcionales y conserven su dignidad.

Es imperativo evaluar cuidadosamente la capacidad de los pacientes, durante el día a día, porque su capacidad para realizar las diversas tareas será esporádica. También es esencial crear expectativas realistas. Pablo ordena a los cristianos que traten a otros conforme a sus capacidades: «Les exhortamos, hermanos, a que amonesten a los indisciplinados, animen a los desalentados, sostengan a los débiles y sean pacientes con todos» (1 Ts. 5:14, NBLH). Cuando manifestamos paciencia, debemos distinguir entre los perezosos (que son poco frecuentes dentro del contexto de la demencia, porque la mayoría de pacientes intentan hacerlo lo mejor que pueden) y los desanimados, que necesitan estímulo, y los débiles (incapaces) que necesitan nuestra ayuda. Los cuidadores harán bien en adaptar su respuesta a las capacidades presentes, mentales y física, del paciente.

Ayúdales a encontrar sentido

Cuando el hombre y la mujer fueron creados, inmediatamente se les dio trabajo. Dios les dijo que se enseñoreasen de la tierra, una misión que proporcionaba sentido a sus vidas cotidianas y les hacía sentirse útiles. No debían malgastar su tiempo o simplemente distraerse. Las personas con demencia tienen una limitación en su capacidad para hacer cosas de valor, pero quizá hay otras que sí pueden hacer. Recuerdo a mi abuela, de noventa años, que padecía una demencia moderadamente grave, que venía a casa una vez a la semana para doblar la ropa recién lavada junto con mi madre. No era gran cosa, pero la ayudaba a sentir que estaba haciendo algo de valor.

Sin embargo, el sentido no procede solamente de lo que hacemos. A veces, proviene simplemente de quiénes somos y cómo nos sentimos. Podemos ayudar a las personas con demencia a encontrar sentido si les recordamos constantemente lo mucho que significan para nosotros y lo contentos que estamos de tenerlas cerca. Cuando sonrían, debemos decirles lo bien que nos hace sentir esa sonrisa. Podemos agradecerles todo lo que han hecho por nosotros en el pasado.

Ramón ha figurado siempre entre mis pacientes favoritos. Tiene más o menos mi edad, es un músico con talento y ha sido pastor. Cuando estaba cerca de cumplir los treinta, unos cuantos años antes de que yo le conociera, padeció un paro cardiaco que le provocó una grave lesión cerebral. Era incapaz de recordar nada de lo que sucedió después de ese episodio, aunque recordaba bien todo lo sucedido antes. En concreto, recordaba y seguía cantando las canciones que aprendió de niño en la escuela dominical. Me quedé asombrado por los reiterados testimonios de los que se emocionaban al escucharle. Muchas personas que luchaban con un problema concreto en sus vidas me decían que las canciones de Ramón eran exactamente lo que necesitaban oír. Parece que Dios usó a Ramón a pesar de su demencia, para alcanzar los lugares profundos del alma de muchos. Cantar le permitía encontrar un sentido a su vida, y siguió manifestando alegría aun en medio de su demencia.

En ocasiones, nuestros esfuerzos por ayudar a alguien a encontrar sentido pueden dar un resultado nefasto. Escuché la historia de un distinguido médico al que llamaré Alfredo García, que padecía un grado avanzado de demencia. Había sido profesor emérito y presidente del departamento de una escuela de medicina, pero ahora vivía en una residencia con otros pacientes de demencia. Se había pasado la vida ayudando a otros, de modo que, para honrarle, el personal colocó su diploma en la pared, puso su nombre, Dr. García, en la puerta de su cuarto, y se dirigían a él respetuosamente como «Dr. García». Pero había un problema. En su deseo de hallar sentido, él quería seguir practicando la medicina y sirviendo a sus compañeros de residencia. La situación pronto se convirtió en una crisis, porque su especialidad era la ginecología y, como no hace falta decir, las mujeres que vivían allí no apreciaban sus servicios. El personal reaccionó sabiamente, quitando su diploma y cambiando la placa de su puerta, y dejaron de llamarle «Dr. García». Casi de inmediato él interrumpió su conducta ofensiva y encontró sentido de otras maneras.

Entra en su mundo

A menudo, las personas con demencia avanzada viven en su propio mundo pequeño. Esto hace esencial que quienes se relacionan con ellas intenten comprender cómo es su mundo. Esto recuerda curiosamente a Cristo, dado que Jesús tomó «forma de siervo, hecho semejante a los hombres; y estando en la condición de hombre, se humilló a sí mismo» (Fil. 2:7-8). Jesús vino al mundo para poder servirnos eficazmente. Por lo tanto, también nosotros debemos entrar en el mundo de quienes padecen demencia para servirles bien y para responder a ellos.

En las primeras fases de la dolencia, una manera eficaz de reaccionar a la confusión del paciente puede ser la práctica de lo que se llama «orientación de la realidad». Cuando mi madre empezó a pensar que yo era otra persona, yo le recordaba con cariño: «No, mamá, soy tu hijo John». Cada vez que la veía, me presentaba diciendo: «Hola, mamá, soy John». Durante un tiempo ella respondió bien, pero, a medida que fue avanzando su enfermedad, la orientación de la realidad ya no fue útil. Cuando más adelante se convenció de que yo era mi padre, mis mejores esfuerzos por convencerla de lo contrario solo conseguían frustrarla, y llegó a convencerse de que quería tomarle el pelo. Fue el momento de practicar la «validación», entrar en su mundo y acomodarme a su pensamiento. Le respondía diciéndole cuánto la quería y recordando algunos de los estupendos momentos que pasamos juntos como familia en otros tiempos. No le mentía, pero tampoco la corregía, casi como si hubiera entrado en el mundo de fantasía de un niño. Recuerdo que cuando nuestro hijo mayor tenía tres años practicábamos la validación con él. Durante varias semanas decidió que era una rana. Cuando comía, decía que estaba tragando mosquitos. A la hora de dormir se acostaba en su «nenúfar» y cantaba «croac, croac», y luego se quedaba dormido. Fue muy divertido, y nunca nos sentimos obligados a practicar la «orientación de la realidad» diciéndole que no era una rana.

Hay diversas maneras prácticas mediante las que podemos respetar la dignidad de las personas con demencia al entrar en su mundo. Veamos unos ejemplos:

1. Conoce su historia pasada, si aún no te has familiarizado con ella. Cuéntales anécdotas de su pasado y permite que disfruten de los recuerdos que aún conservan. Puede que sea útil hacer un álbum de fotos y pedirles que te expliquen lo que se ve en cada una.

2. Comparte anécdotas divertidas. Puede que no las entiendan, pero si te ríes es posible que disfruten riéndose contigo.

3. Descubre cómo prefieren que les llames y usa ese nombre cuando hables con ellos. Puede tratarse del apodo que les pusieron de niños.

4. Aprende qué les gustaba y qué no antes de su enfermedad. Puedes llevarlos a lugares que les gustaban y darles los alimentos que antes disfrutaron. Como se olvidarán, podrás hacerlo en diversas ocasiones. Si les gustaban los macarrones con queso, disfrutarán comiéndolos todos los días.

5. Pon la música y canta las canciones que les gustaban.

6. Aminora el ritmo para entrar en su mundo. Para las personas con demencia, la vida va más lenta. Todo lo que hagan juntos requerirá más tiempo, dado que puede que les moleste o incluso, si les presionas, padezcan una crisis.

7. Respeta las limitaciones de la demencia. A medida que avance la enfermedad, los pacientes sentirán menos interés por el pasado y el futuro y se centrarán más en el presente. Les intere-

sarán menos las noticias del mundo exterior y puede que no quieran abandonar la comodidad de su hogar o de su habitación. Puede que no les importe lo que pasa en las vidas de otros; sin embargo, al final, solo les preocupará lo que sientan en el aquí y el ahora. Para respetar su dignidad, quienes les rodean deben aprender a disfrutar del momento presente con ellas. En ocasiones, lo único que querrán es que les toquen y les abracen. Recuerda que la necesidad que siente el cuidador de hacer algo puede ser mucho mayor que la que sienten ellas.

8. Respeta su resistencia al cambio. Establece rutinas con las que se sientan a gusto. Lo mejor suele ser comer siempre a la misma hora y respetar la hora de acostarse y de levantarse. El mundo en el que viven no necesita una gran variedad.

9. Si se dan cuenta de que has hecho algo mal y te molesta, acepta que su comprensión de lo sucedido sea totalmente distinta a la tuya. No les des excusas, solo discúlpate con ganas. Esto les afirmará, evitará discusiones y les permitirá sentirse mejor.

Oración

Padre celestial, respetar la dignidad de otros es muy complicado, y tengo mucho que aprender. Concédeme la sabiduría y la creatividad que necesito para seguir el ejemplo de Jesús y servir a otros como Él lo haría. Transforma mi manera de ver a otros con demencia y permíteme ver a Jesús en ellos, tratándolos con la misma dignidad que vería en mi Salvador. Ruego esto por mi bien, por el bien de las personas con demencia que conozco y por tu honra. Amén.

10

Satisfacer las necesidades de los afectados por la demencia

Decir que las personas con demencia son personas con necesidades es quedarse muy corto. El reto que supone tratar con sus necesidades aumenta tremendamente cuando el cuidador no sabe cuáles son estas. Es posible que ni siquiera ellas mismas entiendan lo que necesitan; solo saben que se sienten incómodas y no pueden expresar a otros su necesidad. Descubrir esas necesidades exige el mismo tipo de trabajo detectivesco que el necesario para saber cómo calmar a un bebé de tres meses cuyos padres necesitan saber qué quiere: que lo tomen en brazos, le cambien el pañal, le den de comer, o quizá es que le duele algo. En la clínica muchos pacientes con demencia dicen simplemente que se sienten mal. Cuando les pido que añadan más palabras, a menudo dicen: «Ya sabe, me siento mal». Estas quejas tan ambiguas hacen que mi trabajo como médico sea realmente difícil; exige mucho tiempo y muchas preguntas. La fuente del malestar, ¿es física, emocional o espiritual, o se trata de una combinación de las tres? Aunque es difícil, vale la pena aceptar el reto y hacer todo lo que pueda por ayudarles, porque esta es una de las maneras de honrar a Dios por medio de la demencia.

A veces, Dania se frustraba con David hasta el punto de no poder más. Una vez le trajo a la consulta y me dijo que él se había pasado varios días quejándose y diciendo: «No me encuentro bien; simplemente, no me siento bien. Por favor, ayúdame». El primer día señaló a su estómago, pero luego fue su cabeza, y en ocasiones simplemente se ponía a llorar. No tenía fiebre y comía bien, sus sistemas digestivo y excretor funcionaban bien, y no parecía sentir dolor. No había un diagnóstico claro, pero, afortunadamente, analizamos su orina y descubrimos una infección en el tracto urinario que pudimos tratar. En otra ocasión se presentó con una imagen igual de confusa, pero no encontramos nada. Afortunadamente, dos días después los síntomas, fueran cuales fuesen, desaparecieron. En otra ocasión, David no dejaba de hablar de su hermano, que había muerto a los diez años de edad, y parecía estar deprimido. Después de modificar su tipo de antidepresivos se sintió mejor. Daba igual cómo se sintiera David: Dania intentaba comprender su necesidad y, si no lo lograba, lo llevaba a verme. Nunca quiso dejar de prestar atención a cualquier causa de la angustia de su esposo, pero era difícil aconsejarla sobre cuándo debía traerlo a visitarse y cuándo estaba bien simplemente observarlo. Mi mejor consejo fue que, más que escuchar a David, lo observase. Si le parecía que estaba angustiado, que lo trajese a verme, incluso si él negaba que hubiera algún problema. De igual manera, si se quejaba de algo pero parecía sano, lo podía observar tranquilamente en casa. Si ella agotaba sin éxito todos los esfuerzos por comprender el origen de su problema, se sentaba a su lado y lo abrazaba, y ambos lloraban juntos. Luego oraban los dos. Lo que me impactó fue la fidelidad del amor de Dania a pesar de su frustración, y las numerosas maneras en que intentó hacer que él se sintiera mejor.

Atender a sus necesidades físicas

Pensemos en algunas necesidades físicas. Primero, hemos de recordar que las personas con demencia se enferman y tienen enfermedades crónicas como todo el mundo. La artritis les provoca dolor cuando caminan mucho. Puede que no logren decírtelo; simplemente, pueden negarse a seguir adelante. Sea cual sea el caso, no hay que ignorar sus problemas. Quizá al realizar algunas actividades les falta el aliento. Cuando presentan estos síntomas, hay que llevarlos a un médico para que les haga un diagnóstico y un tratamiento. La presencia de la demencia jamás justifica pasar por alto las necesidades físicas básicas.

Los pacientes con demencia necesitan las comodidades básicas de la vida tanto como el resto de nosotros. Cuando hace calor tienen calor, y se enfrían cuando hace frío. Dado que quizá no puedan expresar su incomodidad, los cuidadores deben estar dotados de experiencia y de sensibilidad.

A las personas con demencia les sienta bien hacer ejercicio. Salir a pasear les ayuda a relajar los músculos, controlar su peso, mejorar la calidad del sueño y evitar la depresión. Ayudar a los pacientes a mantener la fortaleza muscular correcta y a controlar su peso tiene la ventaja añadida de que, cuando entran en las últimas fases de la demencia y se vuelven más dependientes, serán más fáciles de cuidar.

Además, siguen teniendo sus preferencias alimentarias. Aquí se incluye no solo el gusto sino también la textura de sus alimentos. Es frecuente que les cueste masticar. Habrá algunos alimentos que querrán en todo momento y, dado que no se acuerdan de lo que comieron ayer, está bien darles la misma comida un día tras otro. Cuando los pacientes ya no pueden alimentarse solos, el contacto humano consecuencia de darles de comer puede convertirse en el mejor momento del día para ellos. Otros perderán el apetito, y si eso pasa les beneficiará tomar complementos alimenticios diarios. La nutrición correcta y equilibrada siempre es beneficiosa, pero no algo por lo que merezca la pena discutir.

A muchas personas con demencia les sigue importando su aspecto. Es normal que las mujeres quieran ir a la peluquería de vez en cuando, usen maquillaje y se vistan con prendas atractivas (aunque puede que prefieran el estilo e incluso las prendas de hace treinta años). Los hombres querrán estar afeitados y llevar las chaquetas y corbatas que, si era su costumbre, llevaban a la oficina. Las personas con demencia valoran los cumplidos que les hacen por su aspecto. Dicho sea de paso, también pueden apreciar el aspecto que tengan sus familiares y amigos cuando están con ellos. Una manera de honrar a esas personas es vistiéndonos bien para estar a su lado.

La demencia no altera nuestra capacidad para experimentar placer. Las víctimas de demencia pueden disfrutar de los aromas agradables y les molestan los olores agresivos. Les puede gustar la buena música y saber admirar paisajes o cuadros hermosos. He visto a personas con demencia sentarse y contemplar un lienzo durante largo rato, haciendo de vez en cuando un comentario sobre algo que les llama la atención. A menudo les sigue gustando el contacto humano. Es posible que quieran que sus seres queridos les den la mano o les rodeen con el brazo; puede que una caricia en la espalda o en el cuello les proporcione la mayor emoción de su día; posiblemente agradecerán un beso.

Satisfacer sus necesidades sociales

Hemos visto que las personas con demencia aún son seres sociales. Hemos comentado que uno de los mayores regalos que podemos hacerles es estar presentes, el mero hecho de pasar un tiempo con ellos. Pero sus necesidades sociales pueden ir más allá de tener contacto con sus cuidadores y con sus familiares más cercanos. Incluso entonces pueden ser bastante particulares respecto a las personas con las que quieren compartir su tiempo. Además, aunque pueden sentirse bien cuando están con una sola persona, quizá en grupos más grandes no estén a gusto. Es posible que en medio de una reunión familiar con mucha gente, un entorno ruidoso, se sientan confundidos e irritables, lo cual puede conducir a una crisis. Les irá mejor en una habitación donde estén ellos solos con otra persona. También puede ayudar introducir un tiempo de descanso entre visitas sociales.

Como el resto de nosotros, a las personas con demencia no les gusta que hablemos de ellas, las avergoncemos o las corrijamos en público. Hay momentos en los que puede ser necesario explicar a otros que el paciente tiene problemas de memoria, pero hay que hacerlo discretamente. De la misma manera, no quieren que nadie señale sus errores y sus limitaciones; esto es un tema importante para tener en cuenta, dado que quienes tienen demencia tienden a cometer muchos errores. Cuando sea posible, es más adecuado llevarlos a un lado y evitar que cometan un error. Si no es posible, lo más sabio no es corregirlos sino más bien pasar por alto su equivocación. Si existe la probabilidad de que el problema vuelva a presentarse, lo mejor es mantener al paciente fuera de esa circunstancia. Recuerda que la demencia, por su propia naturaleza, dificulta mucho aprender. Cuando trataba a mi madre con demencia, descubrí rápidamente que muchas veces no sabía responderme cuando le preguntaba qué había hecho aquel día. Cuando no lograba decírmelo se sentía frustrada. Sin embargo, era correcto preguntarle si había disfrutado del día. A nadie le gusta que se dé a conocer su ignorancia. Igual que nos frustra que un paciente con demencia formule una y otra vez preguntas que ya hemos respondido, no queremos frustrarlo haciéndole preguntas que no puede responder.

Antes de dejar el tema de cómo podemos ayudar con las necesidades sociales, debo mencionar que una de las circunstancias sociales más difíciles a las que me he enfrentado es cuando dos personas con demencia quieren tener un contacto sexual. Esto resulta especialmente problemático para los cristianos que han honrado al Señor viviendo vidas castas y santas, con o sin un cónyuge. Creo que debemos honrar su castidad previa y hacer todo lo posible por evitar que hagan nada que no habrían hecho antes de padecer demencia. En ocasiones esto requiere la separación física forzosa y, en otras, el uso de un antidepresivo, un sedante o la manipulación hormonal para aplacar los impulsos sexuales.

Atender a sus necesidades emocionales

Antes hemos visto que Dios valora las emociones, y que los pacientes con demencia siguen teniéndolas. Nunca debemos permitir que su limitación cognitiva nos cierre los ojos a sus necesidades emocionales. Pueden *sentir* mucho más de lo que *saben*, y para ellos cómo se *sientan* puede ser mucho más importante que lo que *sepan*. Las personas con demencia quieren sentirse queridas y quieren amar a otros. El modo de manifestar cariño a una persona con demencia irá cambiando a medida que progrese la enfermedad. Al principio se puede transmitir amor haciendo cosas juntos o haciéndoles regalos (mi preferencia son los postres caseros de chocolate). A medida que progresa la demencia, el amor se puede manifestar repitiendo frases como «Te quiero». Las sonrisas y los golpecitos cariñosos en la espalda pueden contribuir a convencerles de tu amor. Lo cierto es que los seres queridos nunca pueden expresar demasiado su amor. Nuestro amor estaba fundamentado en la relación que tuvimos con ellos antes de que llegase la demencia, pero aunque pueda resultar más difícil, debemos aprender a amarles como son ahora. También debemos admitir que seguramente amar a alguien con demencia no será un proceso sentimental, romántico, sino uno que encaje más estrechamente con la norma bíblica de un amor que sirve a la persona y se sacrifica por ella, siguiendo el ejemplo del amor de Cristo por nosotros.

Aparte del amor, una persona con demencia necesita experimentar otras emociones positivas. Entre ellas se cuentan la alegría y la felicidad. Cuando sea posible, necesitan reírse. También precisan ser agradecidos. Hemos de sentarnos con ellos y repasar muchas de las cosas buenas de la vida, ayudándoles a apreciar más la bondad de Dios mientras le damos gracias. Otra emoción positiva que pueden experimentar es el contentamiento. Puede que esto no resulte sencillo en las etapas iniciales y medias de la demencia, cuando aún son conscientes de sus incapacidades, pero se puede manifestar en las etapas posteriores, cuando muchos expresan un alto grado de contentamiento.

Habrá momentos en los que predominen las emociones de la ira, el temor o la tristeza. Estas emociones se pueden amplificar debido a la ausencia de inhibición y llevar a una pérdida de control absoluta. En tales situaciones, el buen cuidador aprenderá a reconocer los primeros síntomas de esa crisis e intentará distraer al paciente antes de que el proceso vaya en aumento. La ira o la frustración subyacentes pueden amainar y olvidarse, pero, si no es así, es necesario dirigir a los pacientes de alguna manera para que dispersen la negatividad. Quizá sea posible convencerlos hablando, o salir a dar un paseo a buen ritmo, o simplemente involucrándolos en otra actividad para distraerlos.

Atender a sus necesidades espirituales

La relación entre la mente y el espíritu es fascinante pero se entiende poco. Las Escrituras dejan claro que todos los seres humanos son esencialmente la unión de un cuerpo y un alma. Nuestras mentes tienen pensamientos, voluntad y emociones, ninguna de las cuales se puede explicar con precisión basándonos en nuestros cerebros físicos. Aunque la ciencia moderna utiliza las resonancias magnéticas para localizar áreas cerebrales asociadas con las emociones y los pensamientos, esto no quiere decir que nuestros cerebros físicos sean su única fuente. Debemos entender también que dentro de nuestra mente disponemos de una consciencia espiritual, incluso la consciencia de Dios (Ro. 1:20).

El apóstol Pablo usó típicamente los términos *alma* y *espíritu* como sinónimos, de modo que los consideraba equivalentes, pero en determinado pasaje marca una diferencia entre la mente y el espíritu: «¿Qué, pues? Oraré con el espíritu, pero oraré también con el entendimiento; cantaré con el espíritu, pero cantaré también con el entendimiento» (1 Co. 14:15). Como cualquier otra área de nuestro cerebro, la parte donde se localiza la actividad espiritual puede verse dañada por la demencia; aun así, no tenemos motivos para dar por hecho que el Espíritu de Dios ya no puede actuar en el alma de alguien que sufre demencia. Sabemos que, durante las etapas temprana e intermedia, los pacientes pueden tener vidas espirituales activas y vibrantes, aunque quizá no hasta el grado del que disfrutaban antes de que llegase la enfermedad. No tenemos una idea clara de qué sucede en sus espíritus durante las fases posteriores de la enfermedad, pero no tenemos evidencias de que el Espíritu Santo no siga relacionándose con ellas como Consolador, ni de que no siga moldeando su carácter. El teólogo Stephen Sapp escribe:

> Además, ¿qué evidencia existe en realidad de que Dios *no* siga atendiendo a los que tienen una discapacidad cognitiva? La idea ampliamente extendida de que la capacidad que tiene una persona de relacionarse con Dios se pierde cuando él o ella pierde su función cognitiva hace que Dios parezca más pequeño... Dios

aún se puede relacionar con una persona aun cuando su capacidad de relacionarse con Él (o con otras personas) parezca haberse perdido.[21]

Partiendo de la hipótesis básica de que Dios, mediante su Espíritu, sigue obrando en las vidas de las personas que están en cualquier fase de la demencia, preguntamos cómo podemos formar parte de ese proceso. Hay muchas maneras, pero veremos solo unas pocas.

Recuérdales que Dios no los ha olvidado. El amor de Dios por nosotros no depende de cómo respondamos a Él. Aunque le olvidemos, Él nunca nos olvidará. ¡Qué reconfortante es para todos nosotros saber que «si fuéremos infieles, él permanece fiel» (2 Ti. 2:13)!

Habla del Señor. El psicólogo Benjamin Mast ha escrito *Second Forgetting: Remembering the Power of the Gospel during Alzheimer's Disease* [El segundo olvido: recordar el poder del evangelio durante la enfermedad de Alzheimer].[22] Esta obra lúcida se basa en una extensa experiencia que demuestra que hablar, a lo largo de la vida cotidiana, del Señor, de su amor y de las buenas noticias del evangelio puede marcar lentamente el tono del pensamiento de la persona que padece demencia y puede convertirse en parte de sus recuerdos espirituales duraderos. Esto nos recuerda en parte el modo en que los padres israelitas criaban a sus hijos:

> Y estas palabras que yo te mando hoy, estarán sobre tu corazón; y las repetirás a tus hijos, y hablarás de ellas estando en tu casa, y andando por el camino, y al acostarte, y cuando te levantes. Y las atarás como una señal en tu mano, y estarán como frontales entre tus ojos; y las escribirás en los postes de tu casa, y en tus puertas (Dt. 6:6-9).

Todos los cristianos deben pasar mucho tiempo hablando del Señor;

---

21. Stephen Sapp, «Hope: The Community Looks Forward», en *God Never Forgets: Faith, Hope, and Alzheimer's Disease*, ed. Donald K. McKim (Louisville, KY: Westminster, 1997), pp. 94-95.
22. Benjamin T. Mast, *Second Forgetting: Remembering the Power of the Gospel during Alzheimer's Disease* (Grand Rapids, MI: Zondervan, 2014).

cuanto más aprendamos a concentrar nuestra atención en Él, más preparados estaremos en caso de que nos afecte la demencia. Si no hemos vivido poniendo énfasis en el Señor, cuanto antes empecemos más útil nos resultará esta prioridad a medida que progrese la demencia.

Céntrate en la cruz. Cuanto antes pongamos la atención en la cruz, mejor, pero nunca es tarde para hacerlo. Es necesario que sigamos hablando con los pacientes sobre la cruz y sobre lo que Jesús soportó por nosotros. Muchos cristianos no quieren usar imágenes visuales para recordar la cruz a las personas, pero estas imágenes pueden ser útiles para los pacientes con demencia. Las imágenes pueden transmitir conceptos con mayor eficacia que las palabras. Aunque no forma parte de mi tradición, he visto a personas con demencia avanzada que fueron bendecidas al poder sostener una cruz entre las manos y centrarse en ella. Si tu iglesia lo aprueba, una práctica que he visto que resulta útil es compartir la Santa Cena con los pacientes con demencia que ya no pueden asistir a los cultos regulares. Si han tenido la práctica regular de recordar la muerte de nuestro Señor por medio del pan y de la copa, estos elementos pueden activar preciosos recuerdos emocionales y procedimentales.

Céntrate en el cielo. Necesitamos que nos recuerden frecuentemente que nuestro futuro eterno con Dios en el cielo será realmente glorioso. Las víctimas de la demencia, al igual que nosotros, necesitan escuchar constantemente la esperanza de la resurrección y de la vida eterna que esperamos. Puede que no sepamos mucho sobre el cielo, pero vale la pena meditar en lo que sí sabemos. Pablo escribe: «Cosas que ojo no vio, ni oído oyó, ni han subido en corazón de hombre, son las que Dios ha preparado para los que le aman» (1 Co. 2:9). ¡Qué hermosa es la imagen que vemos! «He aquí el tabernáculo de Dios con los hombres, y él morará con ellos; y ellos serán su pueblo, y Dios mismo estará con ellos como su Dios. Enjugará Dios toda lágrima de los ojos de ellos; y ya no habrá muerte, ni habrá más llanto, ni clamor, ni dolor; porque las primeras cosas pasaron» (Ap. 21:3-4). ¡Qué reconfortante es que una de esas primeras cosas sea la demencia! Y esta pasará. A las personas con demencia hay que recordarles todo lo que sea posible cuál es su esperanza eterna.

Usa las Escrituras. Cuanto más progrese la demencia, menos material cognitivo podrán asimilar los pacientes de una vez. Al principio de su dolencia puede estar bien leer un pasaje entero y luego comentarlo con ellos. A medida que progresa la demencia, puede ser mejor un versículo por vez. Leer un pasaje con el que el paciente estaba familiarizado o, mejor aún, había memorizado, es muy eficaz. Asegúrate de leerlo en la misma versión que ellos memorizaron años antes. Un juego que practicaba con mi padre a medida que empeoraba su demencia era citar el principio de un versículo y dejar que lo terminase él. A lo mejor no era capaz de decirme qué había sucedido aquella misma mañana, pero cuando yo decía: «Porque de tal manera...», papá enseguida continuaba: «amó Dios al mundo, que ha dado a su Hijo unigénito, para que todo aquel que en él cree, no se pierda, mas tenga vida eterna» (Jn. 3:16). Entonces suspiraba, se acomodaba en su sillón y sonreía. Era capaz de hacer esto con bastantes versículos.

Robert Davis, el pastor que puso por escrito su propia experiencia con la demencia, habló del consuelo que le proporcionaba que su esposa grabase largos pasajes de las Escrituras que él podía escuchar cuando no lograba conciliar el sueño. El consuelo de la Palabra de Dios, unido al hecho de escuchar una voz conocida, le resultaba relajante y reconfortante.

Oren juntos. Muchos cristianos son grandes guerreros de oración durante sus vidas. Han cultivado una profunda relación con Dios y les encanta pasar tiempo en su presencia, no solo pidiéndole cosas, sino adorándole, dándole gracias y confesando sus pecados. Esto pueden hacerlo incluso si tienen demencia. Aunque es importante que otros oren por las personas con demencia, también es igual de importante orar con ellas. Para muchos creyentes maduros, la oración se ha convertido en parte de su memoria procedimental, y pueden orar en voz alta con una claridad sorprendente. También debemos tener en cuenta que, incluso cuando no pueden expresar con claridad sus oraciones, tenemos la promesa de nuestro Señor:

«Y de igual manera el Espíritu nos ayuda en nuestra debilidad; pues qué hemos de pedir como conviene, no lo sabemos, pero el Espíritu mismo intercede por nosotros con gemidos indecibles. Mas el que escudriña los corazones sabe cuál es la intención del Espíritu, porque conforme a la voluntad de Dios intercede por los santos» (Ro. 8:26-27). Durante las fases media y final de la demencia de mi madre, cuando era difícil mantener una conversación con ella, le preguntaba si podíamos orar juntos por teléfono. Como ella ya no podía dedicarse a la oración, apreciaba que yo orase por todos los miembros de la familia. Quiso continuar con esta práctica tan arraigada en su vida de orar por sus hijos y nietos, a pesar de que ya no podía hacerlo sola.

Usa himnos que ellos conozcan. La música es una manera estupenda de llegar al espíritu de personas con demencia. Nuestra iglesia solía ofrecer un culto de adoración en la residencia asistida que teníamos al lado. Un querido amigo iba cada fin de semana a tocar la guitarra y entonar los antiguos himnos. Nos quedamos sorprendidos al ver cuántos de los residentes, incluso los que tenían demencia, se unían al cántico o se quedaban sentados, sonriendo, sumidos en un ensueño apacible. De vez en cuando me pedían que diese un pequeño devocional. A pesar de mis esfuerzos, muchos se dormían o no lograban seguir ni siquiera el más sencillo de los pensamientos. Lo que llegaba a sus almas no era la predicación, sino la música.

A mi madre le entusiasmaba cantar. Le gustaban los himnos y muchos otros tipos de música. Nos impresionó que, incluso en su estado más avanzado de demencia, a menudo conociera las letras y la música mejor que nosotros. Durante su último año de vida reuní media hora de himnos en un pequeño reproductor de MP3, que ella podía sujetar en su vestido con una pinza. Si lo programábamos para «mezclar» y «repetir», se podía estar todo el día escuchándolo. Las enfermeras me decían que la música la relajaba y la alegraba. No le suponía ningún problema escuchar las mismas canciones una y otra vez, porque aunque olvidaba qué eran, disfrutaba del momento presente.

Anímales a servir. Aunque la demencia irá reduciendo progresivamente la capacidad de sus víctimas para hacer cosas por otros, aún podrán servir durante las primeras fases de la enfermedad. Uno de los retos de ser un buen cuidador consiste en hallar maneras de que el paciente sirva a otros en función de la capacidad que aún tenga. El acto de hacer pequeñas cosas que parecen insignificantes puede ayudar a los afectados por la demencia a encontrar sentido y contentamiento, sobre todo cuando van acompañadas de palabras de aprecio genuino. Si están en condiciones, quizá puedan hacer pequeños trabajos de limpieza en la iglesia o en su casa. He visto a personas con demencia que recibían a los asistentes a la iglesia mientras les repartían el boletín. Hay muchísimas posibilidades que están limitadas solamente por la capacidad del individuo y por la energía y la creatividad del cuidador.

Aborda las situaciones espirituales difíciles

La demencia puede transformar negativamente la personalidad de algunos de los santos más piadosos, lo cual puede resultar extremadamente angustioso para los cuidadores, que muchas veces desesperan de la propia salvación del paciente y se preguntan si no estarán realmente en presencia de un demonio. Los cuidadores tienen que enfrentarse a los insultos, las palabras malsonantes y las referencias sexuales de los pacientes, cosas que eran inimaginables en años anteriores. No hay una respuesta sencilla, y es esencial reconocer que estos cambios negativos son fruto de la enfermedad. La diferencia entre la experiencia de quienes tienen demencia y quienes no la tienen puede que no sea la presencia de malos pensamientos, sino la incapacidad de reprimirlos. Todos nosotros, cuando nuestro cerebro funciona bien, tenemos de vez en cuando pensamientos desagradables, pecaminosos. Por la gracia de Dios y con la ayuda de su Espíritu los suprimimos y evitamos compartirlos públicamente. Dada la desinhibición producto de la demencia, puede pasar lo contrario, y que salgan a la luz muchos pensamientos ofensivos.

A medida que avanzaba la demencia de mi madre y cambiaba toda su personalidad, permitiéndole hacer y decir cosas inadecuadas a otros, yo era consciente de la petición de Job al Señor, que le quitase la vida antes que dejara «de lado las leyes del santo Dios»

(Job 6:10, PDT). Una de las cosas que yo pedía para mi madre era que el Señor se la llevase a casa antes de que hiciera o dijera cosas que la habrían avergonzado y que habrían contradicho su profundo amor por el Señor y su confianza en Él.

Sin embargo, no creo que podamos ser totalmente superficiales y alentadores en tales situaciones. Sabemos que Satanás está activo en este mundo y que aún «anda alrededor buscando a quien devorar» (1 P. 5:8). La influencia satánica dentro del contexto de la demencia es poco frecuente pero no imposible. Si tienes dudas serias sobre el tema, busca ayuda en líderes espirituales que tengan discernimiento.

Tal como me pasó a mí, te beneficiarás del testimonio de dos hombres que padecieron demencia. El primero fue Rick Phelps: «Antes que nada, tengo que darle las gracias a Dios. Mi lucha contra esta enfermedad me ha acercado más a Él».[23] El otro es el pastor Robert Davis: «El resultado de esta experiencia no fue el sometimiento a una resignación ciega, sino un nuevo compromiso con un Padre amante que me había llamado, modelado, sanado y capacitado para su servicio».[24] La demencia no cierra la puerta a una experiencia con Dios.

Una manera estupenda de honrar a Dios a lo largo de la experiencia de la demencia es analizar las numerosas necesidades de quienes tienen demencia e intentar satisfacerlas.

Oración

Padre celestial, cuando pienso en las necesidades que plantea la demencia, me sobrecogen. Me siento impotente. Sé que soy débil, pero Tú eres fuerte. Concédeme el amor, la fuerza, la visión, el discernimiento y la sabiduría necesarios para satisfacer las necesidades que encuentre. Ruego esto para mi propio beneficio y para tu honra. Amén.

---

23. Phelps y LeBlanc, *While I Still Can*, p. 7.
24. Davis, *My Journey into Alzheimer's Disease*, p. 72.

11

¿Qué debe hacer la iglesia?

Nunca deja de sorprenderme cómo ve Dios a su Iglesia. Cuando miro a la iglesia veo a un grupo de pecadores que desean sinceramente honrar a Dios en su adoración, que han visto transformada su forma de ser, que se aman unos a otros; pero con demasiada frecuencia nosotros no lo hacemos. Sin embargo, Dios ve a la Iglesia como «su cuerpo, la plenitud de Aquel que todo lo llena en todo» (Ef. 1:23). Decir que estar a la altura de la visión que tiene Dios de la Iglesia es una misión difícil supone quedarse corto. Dios diseñó la Iglesia para que reflejase todo lo que Él es en su amor, su sabiduría y su poder. La iglesia debe participar en este mundo como lo hace Dios. Por lo que respecta a nuestro tema, la Iglesia de Dios debe amar y cuidar como Él lo hace de los que sufren demencia.

David y Dania habían estado activos en su congregación local durante toda su vida adulta. Habían servido en diversos ministerios, y la mayoría de sus amigos íntimos eran de su iglesia. Un día estaba hablando con Dania sobre el cuidado de David y ella me dijo cuánto apreciaba el respaldo que su iglesia le había proporcionado. Me comentó que sus miembros estaban orando fielmente por ella y por David, y que apreciaba sobre todo las llamadas telefónicas y las visitas de su personal pastoral y de sus numerosos amigos. Me dijo: «Es estupendo cuando se toman tiempo para venir a orar con nosotros. Me dice que, aunque David parece haberles olvidado, ellos no nos han olvidado, y me asegura que Dios tampoco lo ha hecho». Dania experimentó algunas de las maneras en las que una iglesia puede bendecir a las víctimas de la demencia y a sus familiares.

El psicólogo cristiano Benjamin Mast afirma: «Una comunidad formada por el evangelio tiene la potencialidad de transformar el cuidado de los enfermos de Alzheimer».[25] Quizá esta sea una de las maneras en que la iglesia, como cuerpo de Cristo, puede ser realmente la plenitud de Dios. Esto nos lleva a plantearnos *cómo* debería involucrarse la iglesia. Hay varias formas de hacerlo.

Establecer firmemente a los cristianos en las prácticas de su fe

Lo mejor que puede hacer una iglesia local para preparar a víctimas y a cuidadores para los retos espirituales de la demencia es inspirar en ellos una experiencia profunda y gozosa de Jesucristo. Si los cristianos memorizan las Escrituras y cantan himnos con la asiduidad necesaria para grabarlos en sus mentes, pueden convertirse en una parte de sus recuerdos emocionales y procedimentales, y esto hará que sea más probable que los conserven cuando haya llegado la demencia. En el caso del cuidador, los pasajes bíblicos y los himnos pueden sustentarlos en días de retos y de dificultades, cuando tienen tan poco que alimente sus vidas espirituales.

El Dr. Mast destaca esto cuando escribe: «Incluso dentro de una unidad de cuidados para la memoria de una residencia, [muchos] parecen totalmente inconscientes de lo que pasa a su alrededor. Pero cuando escuchan un himno antiguo que conocen y aman, se les enciende el rostro y cantan la letra entera. Esta es una imagen hermosa de cómo este himno, esta verdad, se encuentra grabada en lo profundo de sus vidas, y pueden acceder a ella cuando se les incita a ello».[26] No existe garantía alguna de que la oración, la lectura de las Escrituras y otras disciplinas de la vida cristiana establecidas antes de la llegada de la demencia persistan después de que actúe la

---
25. Mast, *Second Forgetting*, p. 93.
26. Estas ideas son de Benjamin Mast, citado en una entrevista de la página de la Internet de Desiring God, consultada 1 mayo 2016, http://www.desiringgod.org/interviews/alzheimer-s-disease-the-brain-and-the-soul-an-interview-with-dr-benjamin-mast.

enfermedad, pero lo que es seguro es que si no se practicaban antes de ella tampoco se practicarán después.

Enseñar proactivamente una teología del sufrimiento

A la iglesia le encanta celebrar el amor y la bondad de Dios, y debe hacerlo. Dios nos ha bendecido ricamente no solo con la salvación sino también con muchas de las otras cosas buenas que pone en nuestras vidas. A medida que experimentemos más del amor de Dios debemos amarle más como respuesta. Cuando pidieron a nuestro Señor que indicase cuál era el mayor mandamiento, respondió: «Amarás al Señor tu Dios con todo tu corazón, con toda tu alma, y con toda tu mente. Este es el primero y gran mandamiento. Y el segundo es semejante: Amarás a tu prójimo como a ti mismo» (Mt. 22:37-39). En la práctica, esto significa que nuestro amor por Dios y por los demás debería imponerse a nuestro amor por nuestra propia comodidad y placer. Amar a Dios y al prójimo con todo nuestro corazón, alma y mente es una preparación excelente para enfrentarse a la demencia.

Cuando celebremos la bondad de Dios, debemos admitir que parte de su cuidado de amor por nosotros consiste en que permita que lleguen dificultades a nuestra vida, como es la demencia. No podemos negar que tratar con la demencia, ya sea desde el punto de vista del paciente, el cuidador u otros observadores, conlleva un sufrimiento emocional, espiritual y, en ocasiones, incluso físico. Para gestionarla bien, a los cristianos hay que enseñarles en un momento temprano de sus vidas que Dios tiene el control, que siempre hace lo que es bueno, y que podemos confiar en Él en los momentos difíciles de la vida. Si queremos soportar el sufrimiento de un modo que honre a Dios, necesitamos una comprensión sólida del modo en que Él usa el sufrimiento. Esto debe partir del entendimiento de quién es Dios.

Dios es todopoderoso, amoroso, soberano y eterno. Regreso a uno de mis versículos favoritos de la Biblia: «Una cosa ha dicho Dios; dos veces la he escuchado: Que tú, oh Dios, eres poderoso; que tú, Señor, eres todo amor» (Sal. 62:11-12, NVI). Cuando pasamos por las más duras pruebas de la vida, podemos seguir afirmando que Dios es fuerte y nos ama. La demencia no toma a Dios por sorpresa. En otro pasaje el salmista afirma: «Nuestro Dios está en los cielos; todo lo que quiso ha hecho» (Sal. 115:3). Otra característica tranquilizadora de Dios es que, aunque nosotros nos movemos por el tiempo y experimentamos un suceso tras otro, como una secuencia, Dios siempre es presente. Moisés escribe en su salmo: «desde el principio y hasta el fin, tú eres Dios» (Sal. 90:2, NTV). Esto significa que, cuando soportamos el proceso, Dios ve el resultado final. Así podemos consolarnos. En un sentido muy real, Dios ya nos ve en el cielo, disfrutando de su presencia, con todos nuestros sufrimientos olvidados ya. Desde este punto de vista, la prueba de la demencia puede parecer en realidad bastante trivial.

Cada vez que pienso en pasar por las dificultades de la vida, mis ojos se dirigen a un grabado que tengo sobre mi escritorio. Es una imagen de un alfarero, inclinado sobre su torno, modelando un trozo de barro. Debajo están las palabras que Dios dijo por medio del profeta Jeremías: «Tal como el barro en manos del alfarero, así son ustedes en Mi mano» (Jer. 18:6, NBLH). ¡Qué imagen más bella! Pero entonces tengo que preguntarme si yo me presentaría voluntario para que me arrojasen sobre un torno, me hicieran dar vueltas a 500 revoluciones por minuto, y me fueran quitando todas las aristas. No obstante, ¿en quién confiaría más para que fuese el alfarero sino en mi amante Padre celestial? La demencia, como el torno del alfarero, es un instrumento que Dios usa para dar forma al carácter.

El sufrimiento es la voluntad de Dios para nosotros. El pueblo de Dios debe entender que el sufrimiento no es un error trágico que se cuela en nuestras vidas. Las Escrituras nos aseguran que es la norma para el cristiano. En el libro de Hechos, los apóstoles enseñaron que «es necesario que a través de muchas tribulaciones entremos en el reino de Dios» (Hch. 14:22). Pedro escribe: «De modo que los que padecen según la voluntad de Dios, encomienden sus almas al fiel Creador, y hagan el bien» (1 P. 4:19). Sí, los tiempos de sufrimiento no son un error trágico en el universo de Dios; Él los dispone conforme a su voluntad.

El sufrimiento tiene un propósito. Podemos estar seguros de que, pase lo que pase, Dios tiene un propósito para ello. En otros pasajes, el salmista afirma que el propósito de Dios corre parejo a su amor por nosotros: «Jehová cumplirá su propósito en mí; tu misericordia, oh Jehová, es para siempre» (Sal. 138:8). Obtenemos otra visión del control que tiene Dios sobre todas las cosas, buenas y malas, en este versículo impactante de Proverbios: «Todas las cosas ha hecho Jehová para sí mismo, y aun al impío para el día malo» (Pr. 16:4). Los propósitos de Dios en la demencia incluyen al paciente, al cuidador, a los miembros de la iglesia y a los miembros de la comunidad más amplia; según la omnisciencia de Dios, todos los involucrados se beneficiarán de la situación, de alguna manera y en algún momento. El teólogo John Swinton escribe:

> No pretendo sugerir que Dios es indiferente al sufrimiento acarreado por la demencia. Sin embargo, quiero enfatizar que la demencia tiene un sentido. No es un castigo; no es la obra del diablo. Es un misterio que se encuentra firmemente arraigado en los actos creativos y redentores de Dios en el mundo y por él. Es posible que no sea comprensible. Puede que nos enoje, nos angustie, incluso nos enfurezca, pero no carece de sentido. Desde este ángulo, las personas con demencia forman parte del flujo de la humanidad caída, pero su estado no altera su significado como personas y su condición de seres dignos de amor.[27]

Los creyentes deben centrarse en la cruz antes que en sus circunstancias. Jesús no nos llamó a una vida de comodidad y de placer. Dijo que todo aquel que le siga debe negarse a sí mismo, «y tome su cruz, y sígame» (Mr. 8:34). Nos equivocamos cuando permitimos que las circunstancias de nuestra vida sean el indicador del amor de Dios, en lugar de fijarnos en la cruz de Jesús y ver la vastedad del amor de Dios allí demostrado. Cuando nos fijamos en la cruz, vemos las pruebas de la demencia bajo una luz totalmente distinta. Puede que sintamos que es injusto tener que soportar sus efectos, pero, y esto no hace falta decirlo, la muerte cruel que padeció Jesús

---

27. John Swinton, *Dementia: Living in the Memories of God* (Grand Rapids, MI: Eerdmans, 2012), p. 184.

por nosotros tampoco fue justa. El pastor Timothy Keller lo expresa de una manera hermosa:

> Pero entonces, allí estás, con los pocos discípulos que tuvieron estómago para contemplar el proceso. Y oyes que la gente dice: «Ya me he cansado de este Dios. ¿Cómo ha podido abandonar al mejor hombre que he visto en mi vida? *No entiendo cómo Dios podría sacar algo bueno de esto*». ¿Qué dirías? Seguramente estarías de acuerdo. Y sin embargo, estás ahí mirando el acto más grande, más brillante, que podría hacer Dios por la raza humana. En la cruz, se satisfacen tanto la justicia como el amor; el mal, el pecado y la muerte son derrotados. Contemplas una belleza absoluta, pero dado que no logras encajarla en tu entendimiento limitado, corres el peligro de alejarte de Dios.[28]

El sufrimiento puede considerarse un privilegio para el cristiano. Al principio, puede que cueste considerar el sufrimiento como un privilegio, sobre todo cuando lo provoca la demencia, pero cuando nos planteamos lo que Jesús soportó por nosotros, y algunas de las consecuencias positivas que puede conseguir Dios por medio de la demencia, podemos ver que lo es. Pablo escribe: «Porque a ustedes se les ha concedido por amor de Cristo, no sólo creer en Él, sino también sufrir por Él» (Fil. 1:29, NBLH).

A menudo, el sufrimiento y la gloria están relacionados. En el Nuevo Testamento, el sufrimiento se asocia repetidas veces con la gloria. Piensa en estos pasajes:

> ¿No era necesario que el Cristo padeciera estas cosas, y que entrara en su gloria? (Lc. 24:26).

> Pues considero que los sufrimientos de este tiempo presente no son dignos de ser comparados con la gloria que nos ha de ser revelada (Ro. 8:18, NBLH).

---

28. Keller, *Walking with God through Pain and Suffering*, p. 268; énfasis en el original.

Pero vemos a aquel que fue hecho un poco menor que los ángeles, a Jesús, coronado de gloria y de honra, a causa del padecimiento de la muerte, para que por la gracia de Dios gustase la muerte por todos. Porque convenía a aquel por cuya causa son todas las cosas, y por quien todas las cosas subsisten, que habiendo de llevar muchos hijos a la gloria, perfeccionase por aflicciones al autor de la salvación de ellos (He. 2:9-10).

Y después de que hayan sufrido un poco de tiempo, el Dios de toda gracia, que los llamó a Su gloria eterna en Cristo, Él mismo *los* perfeccionará, afirmará, fortalecerá, *y* establecerá (1 P. 5:10, NBLH).

No siempre (y ni siquiera frecuentemente) entendemos cómo el sufrimiento asociado con la demencia nos prepara de una forma única para la gloria de la presencia divina, sobre todo mientras la soportamos. Pero si conocemos la Biblia y nos han impartido una visión bíblica del sufrimiento, estaremos mejor preparados cuando la experimentemos. A lo largo de los años he escuchado unos pocos sermones (no muchos) sobre el papel que tiene el sufrimiento en la vida cristiana, pero no recuerdo que se haya mencionado una sola vez la palabra *demencia*. Para tratarse de una enfermedad que es probable que afecte a un tercio de los miembros de las congregaciones, me parece que la Iglesia no está abordando el tema. Hemos de mejorar nuestra preparación del pueblo de Dios para que se enfrente al sufrimiento asociado con la demencia.

Enseñar qué significa ser plenamente humano

En una época en la que existe tanta confusión sobre qué significa ser humano, la Iglesia debe enseñar un concepto sólido de la personalidad que se base en que somos hechos a imagen de Dios, como vimos antes. La mayoría de los miembros de una iglesia afirmaría que todas las personas son hechas a imagen de Dios, pero si se les preguntase qué significa esto realmente, es probable que dijeran cosas como esta: «Bueno, supongo que significa que son como Dios, son inteligentes, pueden tomar sus propias decisiones y tienen la capacidad de relacionarse con otras». Si ahondásemos más y preguntásemos: «¿Significa esto que las personas con demencia aguda, que no son inteligentes, no pueden tomar sus propias decisiones y no tienen la capacidad de relacionarse con otras, ya no reflejan la imagen de Dios?», quizá se quedarían algo sorprendidos, puede que un tanto incómodos, y dirían: «No estoy seguro». Si llevásemos nuestro interrogatorio un poco más lejos y preguntásemos: «¿Significa que no son personas?», espero que la respuesta fuese: «No he querido decir eso». De la misma manera que no recuerdo haber escuchado una sola vez la palabra *demencia* en un sermón, tampoco recuerdo que en la iglesia me enseñaran que la personalidad es un estado ontológico (algo que es cierto por definición), y que todos los seres creados a imagen de Dios son personas que tienen una dignidad inherente y son dignas del respeto que daríamos a Aquel de cuya imagen son portadores.

Tanto si estamos dispuestos a enfrentarnos a estas preguntas difíciles como si no, hemos de admitir que son importantes, y que las consecuencias de adoptar un punto de vista equivocado pueden ser devastadoras. La única manera de prevenir estos errores trágicos es que la Iglesia convierta en una prioridad enseñar que todos los seres humanos son personas hechas a imagen de Dios y que, por lo tanto, hay que tratarlas con respeto debido a la dignidad que poseen. Si considerásemos que las víctimas de la demencia son personas plenamente humanas hechas a imagen de Dios, esto impactaría profundamente en el modo en que la Iglesia reacciona ante ellas.

Desarrollar una cultura de cuidar y servir

Jesús enseñó que una de las señales distintivas de sus seguidores sería el amor que tendrían unos para con otros. «En esto conocerán todos que son Mis discípulos, si se tienen amor los unos a los otros» (Jn. 13:35, NBLH). Con mayor intensidad, Pablo dice: «Lleven los unos las cargas de los otros, y cumplan así la ley de Cristo (el Mesías)» (Gá. 6:2, NBLH). Las iglesias locales tienen que enseñar la importancia que posee ser participantes activos en las vidas de los miembros necesitados, y luego ofrecer oportunidades para que lo sean. El cuidado de otros no debe ser el papel exclusivo de los diáconos o de las organizaciones benéficas; cada miembro de la iglesia es llamado a admitir las necesidades y a estar dispuesto a ofrecer ayuda práctica. Dentro de nuestro contexto presente, la iglesia debe apreciar que es un privilegio servir a quienes tienen demencia. El estado puede proporcionar cierta ayuda, como lo harán los amigos y los familiares del paciente, pero la iglesia tiene el honor de poder participar en esta obra. Y, desde un punto de vista individual, quienes ayudan en el cuidado de las personas con demencia están mejor preparados para manejar las circunstancias si algún día la enfermedad les toca de cerca.

Proveer espiritualmente para las víctimas de la demencia

Cada caso de demencia presenta sus aspectos únicos, de modo que no existe un solo enfoque que funcione en todos. No obstante, en cada caso hay que conseguir que los pacientes y sus cuidadores se sientan bienvenidos a la iglesia, incluso cuando su presencia pueda originar algunas situaciones incómodas. Los abrazos y las palabras cariñosas los harán sentirse bienvenidos. A la hora de satisfacer las necesidades espirituales, la iglesia tiene una serie de responsabilidades.

Admitir que quien padece demencia tiene necesidad de la alabanza. Dios quiere que sus hijos se reúnan con otros creyentes. Su mandamiento de que los creyentes no dejen de reunirse (He. 10:25) nos dice que es una actividad importante y que todos deben practicarla. Sin embargo, es posible que quienes tienen demencia ya no se beneficien de asistir a reuniones numerosas. El tamaño del grupo puede resultarles intimidatorio, el volumen alto les puede molestar, y no podrán seguir las actividades que se suceden rápidamente. La experiencia puede causar una confusión extrema, y puede que una crisis. Los líderes de la iglesia deben ser conscientes de esta posibilidad y ofrecer alternativas, como la de sentarlos en una sala adicional. Algunas iglesias están preparadas para ofrecer cultos de alabanza especiales para pacientes con demencia. Conozco algunas iglesias grandes que ofrecen estos cultos, donde se canta mucho, los sermones son más cortos y la atmósfera es cálida y tranquilizadora. Dado que estos programas suponen un esfuerzo, solo se pueden hacer si un grupo numeroso colabora en ellos. Pero, incluso, con los mejores programas llegará un punto en que las personas con limitaciones cognitivas no podrán asistir a ningún tipo de culto de alabanza. Cuando llegue ese momento, adorar dentro del contexto de un grupo reducido puede ser una buena opción. Estas reuniones más pequeñas, más íntimas, pueden satisfacer las necesidades de quienes padecen demencia. No obstante, incluso este tipo de comunión se volverá prohibitiva con el tiempo, y por eso es crítico que aun cuando olviden la iglesia, la iglesia no los olvide a ellos.

Fomentar la visitación. El liderazgo laico y el equipo pastoral deben tener un programa regular para visitar los hogares y también las residencias asistidas o las de ancianos. Esto es especialmente importante una vez los pacientes con demencia ya no puedan asistir a los cultos. Dado que la demencia alimenta la soledad tanto para pacientes como para cuidadores, una visita de la iglesia puede proporcionar un alivio muy bien recibido. Incluso aunque el paciente olvide rápidamente las visitas, sin duda las disfrutará cuando se producen. Una visita da la oportunidad de, por ejemplo, leer las Escrituras y conversar con el paciente y el cuidador en función de sus capacidades.

Cuando la demencia se volvió un problema personal para el pastor Robert Davis, cambió su concepto de cómo realizar visitas pastorales. Escribió que, en vez de llevar a los pacientes CD con mensajes grabados, se sentaba junto a ellos y leía lentamente un pasaje conocido de las Escrituras, un poema o un himno. También sirve de ánimo recordar a los pacientes sus contribuciones anteriores al cuerpo de la iglesia. En la práctica, estas visitas permiten que el liderazgo eclesial siga la pista de cómo van las cosas en el hogar del paciente, y descubra si precisa otro tipo de ayuda.

Ayudarles a encontrar un lugar donde servir. Es normal que quienes padecen demencia no puedan servir como lo hicieron en otro tiempo, pero hay otras cosas que pueden hacer. Aunque no puedan impartir una clase, quizá sí puedan colocar las sillas en el aula. Cuando la iglesia dedica un tiempo a plantearse las capacidades de quienes padecen demencia, y a monitorizarlas con el paso del tiempo, ofreciéndoles maneras de servir, honramos a Dios.

Orar por ellos. Las personas con demencia y sus cuidadores deben permanecer en la lista de oración de la iglesia, y hay que orar por ellos durante el culto regular. La iglesia debe orar por su sanidad y pedir perseverancia, pidiendo también que Dios sea honrado durante la enfermedad. Quienes tienen demencia también pueden orar. Me he quedado impactado al ver las oraciones coherentes de algunos de mis pacientes. Cuando sea pertinente, es correcto darles la oportunidad de dirigir en oración a la congregación.

Crear grupos de apoyo. En una fase temprana de la demencia, los pacientes se pueden beneficiar de reunirse con otros que estén en una situación parecida. A menudo en una congregación existe un número insuficiente de pacientes de demencia como para formar un grupo comprometido, pero diversas congregaciones, sobre todo en las áreas urbanas, pueden cooperar para crear uno.

Cuidar a los cuidadores

La iglesia puede tener un impacto aún mayor en los cuidadores que en las víctimas de la demencia.

Encomendar. Permíteme que comparta contigo uno de mis sueños: imagina una iglesia local que se toma tiempo para encomendar a un cuidador al ministerio al que Dios le ha llamado. Encomendamos a nuestros misioneros, nuestros pastores y nuestros maestros de escuela dominical. ¿Qué hay de los cuidadores?

Dar la bienvenida y aceptar. Hay que esforzarse para permitir que los cuidadores asistan a la iglesia con toda la frecuencia posible. Puede que esto exija la disposición de algunos miembros para no asistir esos días, para quedarse con el paciente con demencia.

Programar visitas pastorales. Ostensiblemente, las visitas pastorales van destinadas a animar a los pacientes con demencia, pero quienes reciben el mayor beneficio son a menudo los cuidadores. Gracias a las tecnologías modernas, las personas no tienen que ir a la iglesia para escuchar buena música y sermones estupendos o para compartir sus confesiones u oraciones; pero el pastor y los hermanos en la fe deben ocuparse de que no se dé el caso de que los cuidadores nunca puedan ir a ninguna parte.

Ofrecer consuelo y ayuda en el hogar. En las etapas tempranas de la demencia, un cuidador debería reunirse con los miembros de su iglesia local, posiblemente con los diáconos u otros ministerios de ayuda, y empezar a hablar de las maneras en que puede participar la iglesia a medida que avance la enfermedad del paciente. Un punto de inflexión crucial para los cuidadores es el que se produce cuando la enfermedad del paciente progresa hasta el punto en que no se le puede dejar solo. En ese momento, las necesidades prácticas de los cuidadores aumentan dramáticamente. Puede que necesiten ayuda para mantener limpio el hogar, cuidar el jardín y salir de compras o simplemente para relajarse. Si algunas personas de la iglesia desean proporcionar ayuda en el hogar, sería importante que la iglesia les proporcionase cierta formación previa.

Apoyar en oración. Hemos mencionado el valor que tiene recordar a los cuidadores en la oración colectiva, pero quizá son igual de importantes las sesiones de oración del cuidador con otra persona. Para orar con un cuidador lo mejor es hacerlo en persona, pero, cuando eso sea imposible, orar por teléfono siempre es una opción. Las oraciones no deben ser solamente por el cuidador; a este se le debe dar la oportunidad de orar también por otros, lo cual hará maravillas para el espíritu del cuidador.

Aconsejar. Frecuentemente, los cuidadores necesitan tener un oído atento a los consejos sabios sobre los retos a los que se enfrentan. El consejo puede proceder de un pastor, un consejero del personal eclesial o alguien de fuera que tenga cierta experiencia con los retos únicos que plantea la demencia.

Llevar un archivo de los servicios comunitarios. Una manera práctica en la que puede ayudar la iglesia es vinculando a los cuidadores con los servicios idóneos dentro de la comunidad. Hace falta una dosis considerable de esfuerzo y de tiempo para buscar la ayuda que necesitan, de modo que si alguien de la iglesia dedica tiempo a compilar una lista de recursos comunitarios, eso aliviará la carga del cuidador.

Mediar entre el paciente y su familia. A menudo, el cuidado de la demencia rompe la unidad familiar, sobre todo cuando es una sola persona la que, desproporcionadamente, se ocupa de cuidar al paciente. Los líderes sensibles de la iglesia deberían reconocer los síntomas de falta de armonía y ofrecerse a intervenir cuando sea necesario. Esto es imperativo cuando todos los miembros de una familia se reúnen en la misma congregación.

Ofrecer ayuda económica. Algunos cuidadores tienen que renunciar a su empleo para cuidar de un paciente con demencia, y los gastos crecientes agotan rápidamente los recursos disponibles. El cuidado de día de los adultos, la ayuda profesional en el hogar, aparatos especiales, una cama de hospital, las adaptaciones en el hogar como barras de sujeción o rampas, los alimentos especiales y, al final, el costo de una residencia asistencial van pasando factura. Las Escrituras exigen que la iglesia provea para las viudas cuando sus familias no pueden hacerlo. ¿No deberían ayudar también con la carga económica que supone cuidar a alguien con demencia?

Ofrecer transporte. Esta necesidad práctica la puede satisfacer casi cualquiera que tenga un coche. El cuidador tiene que centrarse en el paciente y, por consiguiente, a menudo no puede conducir. Para ofrecer este servicio crucial, un conductor no tiene por qué saber nada sobre la demencia o sobre el paciente.

Crear grupos de apoyo. Un grupo de apoyo puede empezar simplemente poniendo en contacto a los cuidadores que forman parte de una misma iglesia. Lo ideal es que ese grupo esté formado por personas relativamente nuevas en la asistencia a otros y por otras que tengan más experiencia. A medida que se vayan involucrando más personas, el grupo puede convertirse en un ministerio más formal. Si una iglesia tiene a un profesional como miembro (quizá un médico o una enfermera con experiencia en el cuidado de la demencia), puede encargarse de dirigir el ministerio.

La cuestión esencial que estamos analizando es cómo se puede honrar a Dios en medio de la demencia. Parte esencial de la respuesta es que la iglesia se involucre. Jesús dijo: «Así brille la luz de ustedes delante de los hombres, para que vean sus buenas acciones y glorifiquen a su Padre que está en los cielos» (Mt. 5:16, NBLH). El apóstol Juan dice: «Nadie ha visto jamás a Dios. Si nos amamos unos a otros, Dios permanece en nosotros, y su amor se ha perfeccionado en nosotros» (1 Jn. 4:12). Aunque el mundo que nos rodea nunca ha visto a Dios, pueden tener una visión de cómo es su amor viendo cómo los miembros de la iglesia se aman unos a otros. El cuidado amoroso que ofrece una iglesia a los que padecen demencia puede tener un efecto profundo sobre la comunidad más amplia, y permitirle reconocer la actuación del Dios de amor.

Mientras escribo estas palabras, soy tristemente consciente de que las necesidades de los pacientes con demencia pueden exceder con creces la capacidad que tiene la iglesia de ayudar a paliarlas. El acto de proporcionar la asistencia suficiente podría agotar fácilmente los recursos necesarios para otras prioridades. A pesar de ello, creo que es imperativo que una iglesia local se plantee cuidadosamente las necesidades de aquellas personas en su congregación que padecen demencia. Es igual de necesario que quienes participan en el cuidado de personas con demencia no tengan expectativas demasiado elevadas sobre lo que puede hacer la iglesia.

Oración

Padre celestial, te doy las gracias porque me has puesto en el Cuerpo de Cristo. Admito que ninguna iglesia local es todo lo que debería ser, pero, dado que estás en ella, tiene una gran potencialidad. Ruego por mi iglesia y por otras iglesias locales en mi área, pidiendo que las uses para preparar a tu pueblo para enfrentarse a la demencia y luego estar al lado de las familias afectadas cuando sean llamadas a pasar por esa experiencia. Ruego esto para beneficio de todo tu pueblo y para tu honra. Amén.

12

Crecimiento mediante la experiencia de la demencia

Quienes experimentan los diversos aspectos de la demencia crecen como resultado de ello, y Dios recibe honra en este proceso. Recuerdo un dicho que se atribuye a Billy Graham: «Las cumbres son para la visión y la inspiración, pero el fruto se cultiva en los valles».[29] El crecimiento en nuestro carácter y en nuestras relaciones, tanto con otros como con Dios, a menudo se produce en el valle de la demencia.

Cinco años después de que David se viera afectado por la demencia, Dania se puso a hablar de cómo había cambiado su propia vida durante el proceso de decadencia de su esposo. Dijo que si hubiera sabido lo difícil que sería, nunca, ni en mil años, habría querido enfrentarse a la demencia. Sin embargo, al mirar atrás, había muchas cosas por las que estaba agradecida. Comentó que había aprendido a amar a David de una forma menos egoísta, más como Dios la amaba a ella. Había llegado a comprender mejor el alcance del amor de Dios por ella. Había aprendido a depender más de Dios para recibir las fuerzas diarias y el respaldo emocional que necesitaba. Sus oraciones se habían convertido en clamores a Dios pidiendo ayuda, en lugar de decirle sencillamente a Dios lo que deseaba. Dania siguió contándome que Dios la estaba volviendo más paciente y amable. Por último, mencionó lo importante que se había vuelto para ella la esperanza del cielo.

De igual manera que Dania creció personalmente partiendo de

---

[29]. http://www.henrietsblog.com/2010/08/billy-graham-fruit-grows-in-valleys .html#.VXuET_lVhBc, consultada 12 junio 2015.

su experiencia con la demencia, todos los afectados por ella pueden hacerlo, tanto pacientes como cuidadores y observadores.

La vida de oración

La demencia, más que muchas otras luchas de esta vida, debe enseñarnos a orar. Nos obligará a depender de Dios y a tener comunión diaria con Él. Es probable que nuestras oraciones adopten alguna de las siguientes formas.

Lamento

Cuando miramos a quienes amamos y vemos la decadencia de sus mentes y el cambio en su personalidad, es natural que respondamos con una sensación de pérdida, dolor e incluso ira. El propio Jesús experimentó la pérdida de su relación con su Padre, como vemos en este lamento: «Dios mío, Dios mío, ¿por qué me has desamparado?» (Mt. 27:46). Nunca debemos pensar que siempre tenemos que poner buena cara cuando oramos, dado que Dios sabe cómo nos sentimos realmente. Cuando la demencia nos frustra, cuando estamos furiosos con su víctima, con la enfermedad, e incluso con Dios, debemos expresárselo directamente. Recuerda que la demencia es ajena a la creación de Dios, que fue originariamente buena. Se produjo como resultado del pecado. Dios quiere que nos lamentemos y clamemos a Él movidos por la frustración. Cuando no sentimos la presencia de Dios, cuando no estamos seguros en nuestro corazón de que le importamos, podemos expresarle cómo nos sentimos. Expresarnos sinceramente es mucho mejor que dar la espalda y huir de Dios. Aun cuando estemos lamentando la tragedia de la demencia, podemos seguir confiando en que Dios está haciendo lo correcto. Fijémonos cómo el salmista hace ambas cosas a la vez: «Confíen en Él en todo tiempo, oh pueblo; derramen su corazón delante de Él» (Sal. 62:8, NBLH).

Petición

Dios nos invita a acudir a Él como niños pequeños, con nuestras peticiones. Jesús dijo a sus seguidores que llevasen ante Dios todas sus peticiones:

Pidan, y se les dará; busquen, y hallarán; llamen, y se les abrirá. Porque todo el que pide, recibe; y el que busca, halla; y al que llama, se le abrirá. ¿O qué hombre hay entre ustedes que *si* su hijo le pide pan, le dará una piedra, o si le pide un pescado, le dará una serpiente? Pues si ustedes, siendo malos, saben dar buenas dádivas a sus hijos, ¿cuánto más su Padre que está en los cielos dará cosas buenas a los que Le piden? (Mt. 7:7-11, NBLH).

El apóstol Pablo nos dice: «Por nada estén afanosos; antes bien, en todo, mediante oración y súplica con acción de gracias, sean dadas a conocer sus peticiones delante de Dios» (Fil. 4:6, NBLH). Confiar en que Dios, en su sabiduría, ha permitido que la demencia provoque nuestra angustia no tiene por qué impedirnos pedirle que nos alivie de ella con una oración sencilla como: «Señor, Juan ha estado muy molesto hoy. No creo tener la fuerza suficiente para amarle y soportar su conducta. Por favor, ayúdame a calmarle o dame tu fuerza. Me da igual lo que hagas, pero, por favor, ayúdame». Rogar «te necesito» siempre está bien. ¿Qué debemos pedir a Dios que consiga por medio de la demencia?

- Pedir que Dios reciba la honra.
- Pedir a Dios que obre en el espíritu del paciente de demencia, para que tenga paz y sea consciente de la presencia de Dios.
- Pedir crecimiento espiritual para todos los involucrados.
- Orar pidiendo sanidad.
- Pedir amor altruista.
- Pedir sabiduría y creatividad para afrontar cada situación que se vaya presentando.
- Pedir ver cómo obra Dios.
- Pedir una visión del amor de Dios y de su fidelidad, cosas por las que puedas estar agradecido.
- Orar por la fuerza emocional, espiritual y física del cuidador.
- Orar por otros cuidadores.

- Orar por quienes son testigos del cuidado amoroso que ven, de modo que Dios use este ejemplo para hablarles.
- Orar que, cuando pidas algo concreto, Dios responda de la manera que Él sabe que es mejor.

Hay gran consuelo al saber que no somos los únicos que claman a Dios pidiendo ayuda durante los momentos difíciles, sino que otros también están orando. Lo más importante es que el propio Señor Jesús ora por nosotros: «Cristo es el que... está a la diestra de Dios, el que también intercede por nosotros» (Ro. 8:34); y «por lo cual puede también salvar perpetuamente a los que por él se acercan a Dios, viviendo siempre para interceder por ellos» (He. 7:25).

Adoración

La oración también es una oportunidad para alejarnos del ajetreo habitual y adorar a Dios centrándonos en su grandeza, amor y poder; en otras palabras, para adorar. También necesitamos al menos unos momentos al día para reflexionar sobre el carácter de nuestro Salvador, mientras pasamos momentos apacibles recordando lo que hizo por nosotros en la cruz.

Acción de gracias

No siempre es fácil ser agradecidos, pero el apóstol Pablo nos exhorta a dar «gracias en todo, porque ésta es la voluntad de Dios para ustedes en Cristo Jesús». (1 Ts. 5:18, NBLH). En otra epístola nos llamaba a dar «siempre gracias por todo al Dios y Padre, en el nombre de nuestro Señor Jesucristo» (Ef. 5:20). Incluso cuando luchamos contra la adversidad, podemos hallar motivos para estar agradecidos si lo intentamos. Tener un corazón agradecido no solo complace a Dios, sino que conforma nuestra actitud de forma positiva. Una lección clave que aprendemos de la demencia, por la que debemos estar agradecidos, es que nos enseña que no tenemos el control, sino que dependemos totalmente de nuestro Señor para recibir su ayuda. Debemos aceptar su ayuda cotidiana y su presencia con gratitud, y decírselo en nuestras oraciones.

Amor

El amor no es puramente altruista. Nuestras relaciones amorosas terrenales llevan asociado cierto grado de egoísmo. Sin duda amo a mi esposa, Dorothy, pero admito que mi amor es un tanto egoísta dado que sus reacciones amorosas hacia mí me ayudan a amarla. No obstante, amar a alguien con demencia puede ser realmente altruista, lo cual lo asemeja al amor que siente Dios por nosotros, la forma más pura del amor. No nos amó por lo que podíamos hacer por Él. Su amor fue totalmente inmerecido y altruista. Un cuidador tiene la oportunidad de practicar ese amor altruista. Existe una diferencia fundamental entre el amor de Dios por nosotros y nuestro amor por las personas con demencia: Dios nos amó cuando éramos pecadores que vivíamos en rebelión abierta contra Él, mientras que una víctima de la demencia padece siendo inocente. Saber esto debería conseguir que fuera más sencillo amar a quienes tienen demencia, y que les mostrásemos más compasión. Además, las víctimas de la demencia pueden apreciar hasta cierto punto el amor que se les muestra, y responder con cariño. Aunque en ocasiones no sean capaces de expresarlo, en lo más hondo de sus almas valoran y aman a sus cuidadores.

Confianza

Dios no espera que entendamos todos sus motivos o sus métodos. Moisés nos ofrece un buen recordatorio de esto: «Las cosas secretas pertenecen a Jehová nuestro Dios; mas las reveladas son para nosotros y para nuestros hijos para siempre, para que cumplamos todas las palabras de esta ley» (Dt. 29:29). Admitiendo nuestras limitaciones, Dios declara: «Porque *como* los cielos son más altos que la tierra, así Mis caminos son más altos que sus caminos, y Mis pensamientos más que sus pensamientos» (Is. 55:9, NBLH). Pablo lo expresa de esta manera: «¡Oh profundidad de las riquezas de la sabiduría y de la ciencia de Dios! ¡Cuán insondables son sus juicios, e inescrutables sus caminos!» (Ro. 11:33). Dios sabe que no podemos comprender del todo su persona ni sus caminos, pero quiere que aun así confiemos en Él. Este es uno de los mayores retos para nuestras vidas. Debemos tener un concepto grande de Dios que nos permita confiar en Él cuando no entendemos e incluso cuando estamos confusos. El pastor Timothy Keller cita a Evelyn Underhill, quien escribe con razón: «Si Dios fuera lo suficientemente pequeño como para ser entendido, no sería lo suficientemente grande como para ser adorado».[30] Cuando creo que entiendo una situación concreta, y por lo tanto creo tener el control, me resulta fácil confiar en mí mismo y tiendo a no sentirme dependiente de Dios. Cuando nos enfrentamos a la demencia, rápidamente nos damos cuenta de que no tenemos el control y que, por mucho que lo intentemos, a este lado del cielo nunca entenderemos plenamente el propósito de Dios. La demencia se convierte en una oportunidad espléndida para aprender a confiar plenamente en Dios. Cuando pasamos por la experiencia de la demencia, vemos intervenir más a Dios y aumenta más nuestra confianza en Él. Esto puede dar pie a una espiral ascendente que dé como resultado nuestra capacidad de confiar en Él en situaciones cada vez más complicadas.

La mayoría de nosotros ha oído hablar del ex capitán esclavista John Newton, quien después de convertirse escribió el amado himno «Sublime gracia». Quizá alguno no sepa que llegó a ser pastor. En una nota enviada a un parroquiano que cuidaba de otra persona dijo:

> Pienso mucho en su hermana. Su enfermedad me entristece; si estuviera en mi mano, me apresuraría a sanarla; el Señor puede hacerlo, y confío en que lo haga, cuando la dolencia haya cumplido el fin para el que la envió... Deseo que pueda usted dejarla a ella, a usted mismo y a todas sus inquietudes, en Sus manos. Él tiene el derecho soberano a hacer con nosotros como desee, y si consideramos lo que somos, sin duda confesaremos que no tenemos motivos para quejarnos; y Él ejerce su soberanía sobre los que le buscan, por medio de la gracia. Todas las cosas ayudarán para bien; todo lo que Él envía es necesario, nada de lo que no envía puede serlo.[31]

---

30. Citado en Keller, *Walking with God through Pain and Suffering*, p. 255.
31. Citado en *ibíd.*, p. 266.

A lo mejor nos resulta sencillo confiar en Dios cuando la vida es alegre y cómoda, pero este no es el tipo de confianza que más le honra. La confianza que honra a Dios crece cuando, luchando en medio de las dificultades, clamamos desesperados: «Dios, sé que estás ahí, y confío en que harás lo que sea mejor».

Esperanza

Cuando empezamos a recorrer el camino de la demencia, ya sea como paciente o como cuidador, nuestra primera reacción no es la esperanza. Contemplamos una enfermedad trágica que altera profundamente nuestras vidas y nuestras relaciones, un trastorno contra el que poco puede hacer la ciencia médica, y que típicamente no mejora hasta el momento de la muerte. ¿Qué fundamento tenemos para la esperanza?

No afirmo que haya una respuesta fácil, pero en la carta de Pablo a los romanos encontramos dos puntos de vista útiles. Primero, el apóstol nos enseña que el sufrimiento, unido al amor de Dios y experimentado mediante el Espíritu Santo, inicia una cascada de acontecimientos que van de la mera resistencia a la edificación del carácter y, al final, a la esperanza:

> Y no sólo esto, sino que también nos gloriamos en las tribulaciones, sabiendo que la tribulación produce paciencia; y la paciencia, prueba; y la prueba, esperanza; y la esperanza no avergüenza; porque el amor de Dios ha sido derramado en nuestros corazones por el Espíritu Santo que nos fue dado (Ro. 5:3-5).

Esto incluye el sufrimiento asociado con la demencia.

La segunda manera de ver las cosas se desprende de lo que Jesús soportó por nosotros: «¿Qué, pues, diremos a esto? Si Dios es por nosotros, ¿quién contra nosotros? El que no escatimó ni a su propio Hijo, sino que lo entregó por todos nosotros, ¿cómo no nos dará también con él todas las cosas?» (Ro. 8:31-32). Dios nos ha dado tanto en Jesús que podemos esperar sin dudarlo que Él nos conducirá al otro lado de nuestras pruebas presentes.

Sin embargo, ¿qué es lo que esperamos? Si esperamos que se encuentre una cura para la demencia y retomemos una vida cómoda en este mundo, es muy probable que nos decepcionemos. En lugar de eso, deberíamos esperar que Dios cumpla su propósito mediante la demencia, y que reciba la honra. También esperamos el cielo; anticipamos el día en que Dios tome a todos sus hijos para estar con Él en el hogar, totalmente restaurados a la imagen de su Creador.

Por último, se nos enseña a que miremos al futuro, hacia una recompensa especial que será dada a los que soporten los momentos difíciles. Santiago dice: «Bienaventurado el varón que soporta la tentación; porque cuando haya resistido la prueba, recibirá la corona de vida, que Dios ha prometido a los que le aman» (Stg. 1:12).

¡Sí! Hay muchas maneras en que la demencia puede conducir al crecimiento de todos aquellos a quienes les afecta: paciente, cuidador y observador. Cuando lo haga, sin duda que Dios puede ser honrado y glorificado. Pero existen maneras concretas en las que el paciente, el cuidador, la iglesia y la comunidad más amplia pueden crecer juntos, y ahora vamos a abordarlas individualmente.

El crecimiento en la víctima de la demencia

He visto cómo las víctimas de la demencia crecían de maneras concretas. Nunca olvidaré a mi amigo Felo, un pensador reflexivo y filosófico. Siempre se resistió a la idea de que la oferta gratuita de salvación del evangelio era muy simple. Insistía en que Dios esperaba que hiciéramos nuestra parte para ser salvos. A medida que la demencia empezó a adueñarse lentamente de su cerebro, descubrió que ya no podía seguir haciendo todas las cosas buenas que hacía antes para intentar ganarse el favor de Dios. Por último, mientras las lágrimas surcaban sus mejillas, me dijo que se había dado cuenta de que no podía contribuir en nada a su salvación, solo poner su confianza en Cristo, que había hecho todo lo que era necesario. Me quedé asombrado al ver lo que había tenido que soportar Felo para llegar a ese punto de dependencia y de humildad. Pero me di cuenta de que su demencia produjo algunos resultados beneficiosos.

Ya hemos hablado de la diferencia entre nuestras capacidades cognitivas y nuestras experiencias emocionales. Dios es capaz de reunirse con nosotros en ambos niveles. He visto a personas muy inteligentes que luchaban para, sencillamente, confiar en Dios. Pero la confianza no es solo una actividad cognitiva; también hace partícipes a nuestras emociones. Confiamos cuando dejamos de luchar con nuestras preguntas y descansamos en Dios. Jesucristo invitó a las personas a que acudiesen a Él como si fuesen niños pequeños. Los niños no lo entienden todo cognitivamente, pero pueden confiar emocionalmente. La demencia temprana puede ofrecer una oportunidad renovada de confiar en Dios y descansar en Él.

También he visto cómo algunos de mis pacientes con demencia demostraban un crecimiento importante en sus vidas espirituales en general. La Biblia habla del «fruto del Espíritu» (Gá. 5:22-23), que es el rasgo del carácter que Dios desarrolla en nosotros. Aunque dista mucho de ser una experiencia universal entre aquellos con demencia (y quizá ni siquiera sea frecuente), he conocido a personas belicosas que se convirtieron en amables, y a personas impacientes que a lo largo de la enfermedad aprendieron lo que es la paciencia. El Espíritu de Dios estaba obrando, dando forma a su carácter. Es positivo que los cuidadores reconozcan que Dios actúa y hagan todo lo posible por fomentar la transformación. Que lo hagan es otra manera de honrar a Dios por medio de la demencia.

Desde un punto de vista espiritual, que se revele nuestra debilidad tiene un gran valor. Pablo dijo: «porque cuando soy débil, entonces soy fuerte» (2 Co. 12:10). Cuando nos centramos en todas las cosas que podemos hacer y pensamos en lo maravillosas que son, dejamos poco sitio para Dios. En ocasiones hace falta la demencia para humillarnos al permitir que nos demos cuenta de lo insuficientes que somos en realidad. El pastor Keller escribe:

> Una y otra vez en la Biblia, Dios demuestra que va a cumplir su salvación por medio de la debilidad, no de la fortaleza, porque Jesús triunfará por medio de la derrota, ganará al perder, descenderá para ascender. De la misma manera, obtenemos el poder salvador de Dios en nuestras vidas solo mediante la debi-

lidad del arrepentimiento y de la confianza. Y, muy a menudo, la gracia de Dios crece más mediante nuestras dificultades que por medio de nuestros triunfos.[32]

El crecimiento en el cuidador

Las personas que más probablemente experimentarán un crecimiento espiritual son los cuidadores. Crecerán cuando oran, aman, confían y esperan, y también pueden experimentar más profundamente el consuelo y el consejo del Espíritu Santo.

El Espíritu Santo también estará activo produciendo fruto en su carácter. De todo el fruto del Espíritu que se desarrolla mediante la asistencia a otros, quizá el principal sea la paciencia. De igual modo, la asistencia fomenta la amabilidad y la disciplina propia. Cuidar de alguien con demencia también mejora la humildad, dado que el reto que supone esa asistencia es muy grande. Los cuidadores aprenden enseguida que no pueden esperar mucho de sí mismos. Da igual que se trate de limpiar un desorden que ha hecho un paciente o darse cuenta de que había una manera mejor de solventar la última crisis: es una experiencia que fomenta la humildad.

Aunque no se trate necesariamente de un don muy espiritual, cuidar de otros enseña la capacidad de ser creativo y de improvisar. Para arreglar todas las situaciones que se presentan cuando se cuida a una persona con demencia no existen soluciones de manual. Pensar creativamente puede ser una experiencia espiritual cuando lo hacemos al escuchar al Espíritu de Dios cuando nos incita a pensar fuera de las pautas habituales, de maneras nuevas y frescas.

Tengo que mencionar un rasgo más que desarrollan los cuidadores: la resistencia. Es una cualidad esencial a largo plazo. Entre una visita y otra he percibido cómo los cuidadores aumentan su capacidad de soportar con calma las frustraciones a las que se enfrentan todos los días. Los veo confirmar la verdad de Romanos 5:3, que enseña que el sufrimiento alimenta la resistencia. En los días difíciles, los cuidadores pueden sentir que no hacen más que

---

32. *Ibíd.*, p. 269.

seguir avanzando con tozudez, pero el hecho es que su resistencia es prueba de su fidelidad. En el epílogo al relato que hizo el pastor Davis de su propia demencia, su esposa, Betty, revela la actitud que les permitió resistir. Escribió: «Vive cada día para la gloria de Dios. Haz todo el bien que puedas durante todo el tiempo que puedas. Nos hemos preparado para lo peor, y ahora vamos a vivir esperando lo mejor. Si llega lo peor, estaremos listos para ello; si no llega, no habremos desperdiciado el día preocupándonos por ello. "Este es el día que hizo Jehová; nos gozaremos y alegraremos en él" (Sal. 118:24)».[33]

El crecimiento en la iglesia

Hay diversas maneras en las que la demencia puede contribuir al crecimiento de una iglesia. Primero, puede dar a sus miembros la ocasión de servir altruistamente. Casi todas las iglesias conocen a personas con demencia y con necesidades insatisfechas, si no en su congregación en su barrio. Segundo, los líderes de la iglesia pueden ayudar a los creyentes a responder algunas de las preguntas teológicas que plantea la demencia. Algunas de estas preguntas no tienen respuestas fáciles, pero merece la pena formularlas, y ofrecer respuestas es una manera de honrar a Dios.

El crecimiento en la comunidad

Los vecinos no cristianos de los creyentes nos observan. Ven cuando reflejamos a nuestro Salvador, y se dan cuenta de cuando no lo hacemos. Para muchos, la única imagen que tienen de Dios o de Jesús es la que pueden ver en nosotros. Cuando la iglesia demuestre el amor de Dios a los afectados por la demencia, puede haber algunos inconversos que también lleguen a apreciar el amor divino por ellos.

Oración

Padre celestial, te agradezco el modo en que tomas a personas que son indignas de ti, les das una vida nueva y transformas

---

33. Davis, *My Journey into Alzheimer's Disease*, p. 140.

su carácter, preparándolas para tu presencia eterna. Es estimulante ver que usas la demencia como instrumento, ya sea en las vidas de aquellos con demencia, sus cuidadores u otros. Padre, me entrego a ti para que hagas tu obra perfecta y consigas honor y gloria para ti en mi vida. En tu nombre santo. Amén.

13

Cuestiones relativas al final de la vida

La demencia de David progresó hasta el tercer grado, y se volvió totalmente dependiente de Dania para sus cuidados. Lo habitual era que él le respondiera con una sonrisa siempre que ella le decía: «Te quiero». Pero eso era todo. Con la ayuda de un equipo elevador, Dania podía erguirlo para sentarlo en una silla de ruedas. Ella ya no podía conseguir que usara el baño, y él tenía una incontinencia total. Casi no podía beber líquidos y los alimentos sólidos había que dárselos en la boca.

Al final, su hijo, que había venido a verlos varias veces por semana desde el otro extremo del estado, tuvo una conversación seria con Dania. «Mamá», le dijo, «lo que estás haciendo por papá es demasiado para ti. Es hora de tomar otras medidas». Con cierta pena, ella siguió su consejo y buscó una residencia de ancianos donde proporcionaran cuidados a personas con demencia. Le hablé de mi residencia favorita que, por la gracia de Dios, solo estaba a diez minutos de su casa. Dania inmediatamente gestionó las cosas para que admitiesen a David.

Una vez allí, David se mostró agitado, y Dania interpretó que estaba furioso con ella. Durante varias semanas él no comió mucho, a pesar de que el personal procuraba fielmente alimentarlo. Con la esperanza de que el personal tuviera éxito al darle de desayunar, Dania iba cada día a darle de almorzar y de cenar. A pesar de eso, David perdió peso. Un día que yo estaba allí cuando le estaban dando de comer, me di cuenta de que le costaba tragar y se le atragantaba la comida. Le informé de que en un futuro cercano David correría el riesgo elevado de padecer neumonía aspirativa.

También le recordé que había prometido hacer todo lo que estuviera a mi alcance para prolongarle la vida de David mientras hacerlo fuera correcto. Era el momento de volver a hablar del tema, de modo que organicé una reunión con Dania y con otros miembros de su familia. Después de las cortesías habituales, le expliqué que dentro de poco David padecería una neumonía, y que era probable que, dada su escasa nutrición, no sobreviviera. Era hora de redactar un documento de «no resucitar» y de «no hospitalizar», y ellos estuvieron de acuerdo.

Menos de un mes después, una tarde David vomitó después de cenar y tuvo una grave crisis de asfixia; al día siguiente tuvo fiebre y dejó de reaccionar a los estímulos. Me llamaron y reforzamos la orden de que no había que proporcionarle medicación alguna, dado que no manifestaba síntomas de dolor. Al cabo de dos horas, con sus familiares presentes y Dania sosteniéndole la mano, mientras su hijo oraba, el Señor se lo llevó a casa. Fue un proceso muy apacible.

Cuando pensamos en los últimos días de los pacientes con demencia, nos enfrentamos a una serie de preguntas. ¿Qué asistencia médica es la ideal? ¿Cómo suelen morir las personas con demencia? ¿Es adecuado en algún caso limitar los medios para prolongar la vida y, si es así, cuándo y cómo? ¿Cómo podemos lograr que el paciente esté cómodo durante sus últimos días? Quiero compartir contigo algunas de mis ideas, pero primero tenemos que ver algunos principios bíblicos que sirven de fundamento a nuestra respuesta.[34]

Perspectivas bíblicas sobre el final de la vida

La muerte es tanto un enemigo como un enemigo derrotado

Las Escrituras nos ofrecen dos maneras aparentemente conflictivas de considerar la muerte. Nuestra responsabilidad es mantenerlas

---

34. Te remito a otro libro que escribí, *Finishing Well to the Glory of God* (Wheaton, IL: Crossway, 2011), que trata más a fondo estos temas.

en tensión y decidir cuál de ellas se aplica a nuestra situación concreta. Pablo dice: «Y el postrer enemigo que será destruido es la muerte» (1 Co. 15:26). Incluso hoy la muerte sigue siendo un enemigo al que debemos enfrentarnos. En su providencia, Dios nos ha dado maneras maravillosas de combatir a la muerte. En Génesis 1, Dios nos dijo que tuviéramos dominio (v. 26, NVI), y esto condujo a toda la tecnología médica que tenemos a nuestra disposición. Dios quiere que cuidemos bien de la vida que nos ha dado, y una parte de esto consiste en buscar la ayuda médica cuando la necesitemos. Sin embargo, nunca debemos poner nuestra confianza en la medicina, porque incluso cuando se recurre a la tecnología médica, es Dios quien sana. Por consiguiente, si un paciente en las primeras etapas de demencia padece un súbito ataque cardíaco, queremos probar a reanimarle. Si contrae una neumonía aplastante, usaremos un respirador artificial (un aparato respiratorio) durante varios días, hasta que los antibióticos controlen la neumonía. Estos tratamientos agresivos son idóneos para combatir al enemigo que es la muerte cuando existe una probabilidad alta de recuperar una vida con sentido.

Aunque la muerte es un enemigo, es igual de cierto que en Cristo la muerte ha sido vencida. Pablo también escribe: «Sorbida es la muerte en victoria. ¿Dónde está, oh muerte, tu aguijón? ¿Dónde, oh sepulcro, tu victoria?... Mas gracias sean dadas a Dios, que nos da la victoria por medio de nuestro Señor Jesucristo» (1 Co. 15:54-57). Llega un momento en que ya no es necesario luchar contra la muerte, dado que ya ha sido derrotada. En esos momentos podemos reconocer la muerte como un instrumento que Dios usa para llevarnos a Él. Eclesiastés dice: «Hay tiempo... de morir» (Ec. 3:1-2), y el salmista afirma: «Estimada es a los ojos de Jehová la muerte de sus santos» (Sal. 116:15). Esto no quiere decir que a Dios le guste la muerte; cuando estaba ante la tumba de Lázaro, sabiendo que iba a resucitar a su amigo de entre los muertos, Jesús lloró (Jn. 11:35). El reto al que nos enfrentamos es decidir cuándo es adecuado luchar contra la muerte colaborando con Dios para prolongar una vida con sentido y cuándo nos estamos resistiendo posiblemente a su voluntad al prolongar solo una agonía dolorosa.

*El momento de nuestra muerte está bajo
el control soberano de Dios*
Dios determinó la duración de nuestra vida antes de que naciéramos. Sabe cómo, dónde y cuándo moriremos. David pudo decir:

Mi embrión vieron tus ojos,
Y en tu libro estaban escritas todas aquellas cosas
Que fueron luego formadas,
Sin faltar una de ellas (Sal. 139:16).

Job se hace eco de un pensamiento parecido:

Ciertamente sus días están determinados,
Y el número de sus meses está cerca de ti;
Le pusiste límites, de los cuales no pasará (Job 14:5).

Aunque la duración de nuestras vidas la determina nuestro Dios soberano, al mismo tiempo, de maneras que no entendemos plenamente, hemos de tomar muchas decisiones que parecen afectar al tiempo que vivimos en este mundo. No tenemos que ser fatalistas, porque de alguna manera la soberanía de Dios obra por medio de nuestras decisiones. Aun sabiendo esto, somos responsables de las decisiones que tomemos.

La muerte llevará al creyente a la presencia de Dios
Para cualquier creyente, incluso los que padecen demencia, la muerte no es el final. ¡No! Es el principio de una vida eterna maravillosa en la presencia de Dios en el cielo. Este es un punto de vista tan esencial que lo retomaremos más adelante.

Las decisiones médicas a lo largo de la demencia
Hemos de tener cuidado para no confundir una excelente asistencia médica con la idea de que hay que hacer todo lo que se pueda hacer, porque, para que sea excelente, la asistencia debe adecuarse a cada individuo conforme al contexto médico en aquel momento.

Debemos ser conscientes en todo momento de las metas de la asistencia y reevaluarlas, dado que nuestros objetivos deben impulsar la mayor parte de las decisiones médicas que tomemos. Por lo general, estos objetivos suelen encuadrarse en tres categorías:

Curar: Tratar agresivamente la enfermedad para prolongar la vida todo lo posible.
Estabilizar: Realizar una intervención razonable para mantener la calidad de vida.
Preparar: Planificar una buena muerte con comodidad y dignidad.[35]

He observado que quienes llegan bien al final de la vida han podido procesar y aceptar estas metas. Gradualmente, pero con voluntad, pasan del deseo de curarse a la búsqueda de una asistencia que les haga sentirse bien mientras se preparan para morir.

La agresividad del tratamiento médico debería ir cambiando a medida que avance la demencia. En las primeras fases, cuando puede producirse algún olvido pero la vida tiene muchos placeres y actividades con propósito, los pacientes deben recibir la mejor asistencia médica para prolongar la vida. Si contraen neumonía deben recibir tratamiento, incluso si esto requiere hospitalización y un lapso breve de conexión a un respirador. Hay que seguir haciéndoles chequeos médicos para detectar problemas que generen más perjuicios futuros, y hay que tratarlos. Por ejemplo, si padecen una artritis aguda en las rodillas o en la cadera, es pertinente que se sometan a cirugía para la implantación de una prótesis. Si tienen problemas respiratorios debidos al funcionamiento erróneo de una válvula, que lleve a una insuficiencia cardiaca, se puede plantear la sustitución de la válvula. En esta fase de la demencia es probable que el paciente viva entre siete y diez años más, y durante ese tiempo debería sentirse lo mejor posible. Por otro lado, puede que sea adecuado dejar de hacer

---

35. Estos objetivos del cuidado se desarrollan muy bien en un libro breve de Hank Dunn, *Hard Choices for Loving People* (Lansdowne, VA: A&A, 2001), pp. 7-8.

pruebas para detectar cáncer, dado que la mayoría de los cánceres se desarrollan lentamente y la mayor parte de los pacientes morirá antes debido a cualquier otra causa.

Más avanzado el curso de la demencia, a medida que se acorta la esperanza de vida, el uso de determinados tratamientos agresivos puede no ser lo más adecuado. Admito que los cristianos maduros pensarán de una forma muy distinta sobre la asistencia en la fase terminal de la vida, pero, hablando por mí mismo, si tengo una esperanza de vida de dos años, no quiero pasarme la cuarta parte de ese tiempo recuperándome de la implantación de una prótesis en la rodilla. Si desarrollara un cáncer que probablemente no me mataría antes que otras causas, no querría que me lo tratasen. En las últimas fases de la demencia, pueden darse otras dolencias posiblemente tratables pero terminales que no quiero que se traten, como la insuficiencia renal. Francamente, preferiría no pasar por la diálisis. Prefiero morir de insuficiencia renal que de demencia avanzada. Por si se dan esas circunstancias, prefiero disponer de documentos legalmente vinculantes.

Cuando mi madre estaba en la última etapa de la demencia, nosotros, sus hijos (incluso mi hermana que tenía representación legal), dejamos claro que no queríamos ningún tratamiento aparte del analgésico. Si contraía una infección grave que pudiera quitarle la vida rápidamente, como una neumonía, no queríamos que la hospitalizasen o la tratasen. Por otro lado, si padecía una infección angustiosa pero que no amenazaba su vida, que se pudiera tratar de forma sencilla, como una infección en el tracto urinario, queríamos que le administrasen antibióticos. El apreciado bioético Daniel Callahan escribe sabiamente:

> Propongo dos principios. Primero, a nadie se le debe obligar a vivir más tiempo en las etapas avanzadas de la enfermedad de Alzheimer de lo que habría vivido en una era pretecnológica…
> En el caso del paciente con demencia avanzada, la norma debería ser: en caso de duda, no aplicar tratamiento. No se conseguirá nada positivo. Segundo, la obligación de impedir una ago-

nía prolongada o dolorosa es tan grande como la de fomentar la salud y la vida.[36]

Es de esperar que cuando los pacientes pierdan la capacidad de decidir cuál es la asistencia médica que deben recibir, dispongan de un documento redactado de antemano que nombre a una persona que conozca sus deseos e informe a los médicos. Si no disponen de instrucciones previas, puede ser necesario contratar a un abogado para que nombre a otro tomador de decisiones. Para esta persona puede resultar difícil tomar decisiones dentro del contexto de la demencia. Según mi experiencia, a muchos les cuesta evitar los dos extremos, que son, por un lado, defender una asistencia médica demasiado agresiva a medida que se acerca la muerte o, por otro, renunciar a ella demasiado pronto.

El primer caso es cuando el representante no desea dejar partir a su ser querido, y tiene dificultades para decidir suspender o discontinuar un tratamiento agresivo, a menudo doloroso, y que en definitiva solo retrasa lo inevitable. El otro día estaba sentado en una sala de espera junto a una mujer que, durante nuestra conversación, se enteró de que yo era geriatra. Inmediatamente se puso a sollozar, contándome que su madre había fallecido hacía poco. Entre lágrimas balbuceó: «Y yo insistí en que la mantuvieran con vida mucho más tiempo del que ella quería. Fui muy egoísta. No estaba pensando en ella, solo en mí, y en lo mucho que me dolería su muerte. Me siento muy culpable». Era difícil saber cómo reaccionar. Lo único que pude hacer fue tomarla de la mano y decirle: «No tomó usted las decisiones que hubiera tomado yo, pero es que la quería mucho, y quizá eso sea lo más importante».

El otro extremo consiste en subestimar la calidad de vida. El representante, al considerar que la calidad de vida del paciente es inaceptable, puede renunciar a un tratamiento que resultaría eficaz. Stephen Post cuenta el caso de una familia que al principio pensó

---
36. Daniel Callahan, «The Elderly in Dementia», en *Dying in the Twenty-First Century: Toward a New Ethical Framework for the Art of Dying Well*, ed. Lydia Dugdale (Cambridge, MA: MIT Press, 2015), p. 183.

que la vida en una residencia de ancianos entristecería a su padre, pero que luego llegó a esta conclusión: «Lo cierto es que a papá le gustaba la interacción social en la residencia. Los intelectuales no somos el jurado de los compañeros de papá».[37] En otras palabras, que la calidad de vida del paciente tal como la percibe él mismo puede ser mucho mejor que la que perciben sus seres queridos o los médicos.

Una pregunta que surge a menudo sobre el tratamiento es si es conveniente usar un tubo de alimentación para proporcionar alimento e hidratación a unos pacientes que ya no pueden alimentarse solos o recibir con eficacia el alimento que otros les dan. La respuesta es un «No» rotundo. Rigurosos estudios científicos han demostrado que, dentro del contexto de la demencia, las sondas de alimentación causan más problemas de los que evitan.[38] Ni prolongan la vida ni alivian el estado del paciente. La inserción de una sonda de alimentación, que consiste en introducir un delgado tubo de plástico por la pared del abdomen hasta llegar al estómago, aunque normalmente se hace bien, tiene la posibilidad de causar complicaciones graves. La alimentación por sonda puede provocar diarrea, que normalmente provoca sequedad y agrietamiento de la piel y la aparición de llagas de cama. Los tubos para alimentación parecen tener su razón de ser si los pacientes aspiran cuando tragan, permitiendo así que les entre comida en los pulmones. Sin embargo, esas sondas no impiden la aspiración de saliva a los pulmones, y la presencia de los tubos aumenta el riesgo de reflujo gástrico, es decir, que su contenido acaba en los pulmones. Es conveniente tener en cuenta que las personas sumidas en un estado avanzado de demencia dejan de comer porque se

---

37. Post, *Moral Challenge of Alzheimer Disease*, p. 76.
38. S. Cai, P. L. Gozalo, y otros, «Do Patients with Advanced Cognitive Impairment Admitted to Hospitals with Higher Rates of Feeding Tube Insertion Have Improved Survival?», *Journal Pain Symptom Manage* 45/3 (2013): pp. 524-33; Elizabeth L. Sampson, Bridget Candy y Louise Jones, «Enteral Tube Feeding for Older People with Advanced Dementia», *Cochrane Database of Systematic Reviews* 15/2 (2009), consultada 11 octubre 2016, http://onlinelibrary.wiley.com/doi/10.1002/14651858.CD007209.pub2/full; Thomas E. Finucane, Colleen Christmas y Kathy Travis, «Tube Feeding in Patients with Advanced Dementia: A Review of the Evidence», *Journal of the American Medical Association* 282 (octubre 1999): pp. 1365-70.

están muriendo; no se mueren por dejar de comer. A medida que se acerca la muerte y los sistemas del organismo se van desactivando, el estómago y los intestinos ya no logran aceptar alimentos. En este punto, la ingesta forzada de comida no sirve de nada, dado que el cuerpo no la absorbe y no proporciona beneficios nutricionales. Al contrario, hace que la persona se hinche y el estómago se distienda. Una complicación adicional que provocan las sondas alimentarias en los pacientes con demencia es que pueden ser muy incómodas. A menudo, para evitar que el paciente se arranque la sonda hay que atarle las manos o suministrarle sedantes potentes, lo cual lo debilita y hace que sienta aún más confusión.

Morir sin contar con la hidratación y la nutrición artificiales que proporcionan los tubos de alimentación no resulta especialmente traumático. Desde el punto de vista nutricional, la mayoría de personas puede vivir más de un mes sin comer, de modo que raras veces el paciente morirá por desnutrición. Si hablas con personas que han ayunado durante largos períodos, por lo general dicen que la incomodidad del hambre solo dura unos días. Además, sin alimentos, el ácido láctico se acumula en el cuerpo del paciente y actúa como un sedante natural. También debemos recordar que la deshidratación forma parte natural de la muerte. Si se suministra a la fuerza un fluido a un corazón debilitado, moribundo, normalmente acaba en los pulmones, lo cual provoca trastornos respiratorios, o en los tejidos, donde genera una inflamación desagradable. El exceso de fluidos provoca incomodidad y, típicamente, acelera la muerte.

Además, hemos de admitir que la asistencia médica agresiva puede ser amenazante, por no decir aterradora, para un paciente que no logra entender qué necesidad tiene de ella. Las personas con demencia siguen sintiendo dolor, e incluso el dolor de un pinchazo con una jeringuilla puede desconcertarles. Aún es mucho peor el intenso temor que supone que los saquen de la comodidad de su hogar y de su familia y los metan en una habitación de hospital, sobre todo si es una unidad de cuidados intensivos. Allí se encontrarán con un conjunto distinto de rostros a cada cambio de turno, los despertarán por la noche para comprobar sus signos vitales y los someterán a todo tipo de pruebas incómodas. No es extraño que la mayor parte de las personas con demencia experimente un deterioro considerable después de un tiempo en el hospital. Antes de solicitar la hospitalización o incluso las pruebas intensas realizadas a pacientes no hospitalizados, es imperativo que evaluemos si son pertinentes o no. Para los que padecen una demencia avanzada, la muerte puede ser una alternativa mejor.

Con el paso de los años he tenido muchas conversaciones con pacientes y con sus familiares sobre la conveniencia o no de recurrir a una asistencia médica agresiva al final de la vida. Personalmente, quiero recibir todos los tratamientos médicos posibles cuando sea probable que al recibirlos pueda seguir sirviendo a otros. Sin embargo, cuando Dios ya no tenga más trabajo para mí en el mundo, no quiero ningún tratamiento que prolongue mi vida. En ese punto, solo quiero estar a gusto hasta que Dios me llame al hogar. Una de las expresiones que más me gusta usar es: «El cielo es tan grande que no tendremos que pelearnos por entrar».

La demencia es una enfermedad terminal

Todos los tipos de demencia empeoran progresivamente; algunos, como el Alzheimer de incidencia temprana y la degeneración frontotemporal, provocan el deterioro con más rapidez que otros. La demencia difiere de otras enfermedades terminales en que la mayoría de los pacientes con demencia empeora muy lentamente, y su esperanza de vida es difícil de predecir. A pesar de ello, todas las demencias son enfermedades terminales, y todas sus víctimas morirán a causa de ellas a no ser que otra enfermedad acabe con ellas antes. Incluso si, por la gracia de Dios, la ciencia médica encuentra una cura eficaz para la demencia, no habrá tiempo para salvar a la generación presente de personas afectadas por ella. A la vista de este hecho bastante desalentador, hay que tratar la demencia como cualquier otra enfermedad terminal en la que el bienestar es más importante que la duración de la vida.

¿Cómo tienden a morir las personas con demencia?

No existe un patrón estereotípico para el fallecimiento de quienes sobreviven lo suficiente como para alcanzar las etapas finales de la demencia. Un denominador común es que la mala nutrición pone en peligro el sistema inmunitario, haciendo que el enfermo sea más susceptible a las infecciones. Dado que aspiran frecuentemente alimentos, saliva o ácido gástrico regurgitado, el punto donde se producen más infecciones son los pulmones, bajo la forma habitual de una neumonía. Otro tipo de infección corriente parte del tracto urinario y pasa luego a la sangre, un estado llamado «sepsis». Cualquiera de estas infecciones se puede tratar con antibióticos, pero estos ofrecen solamente una solución temporal, como mucho, dado que el problema volverá a aparecer. Este tratamiento, más que prolongar la vida, retrasa la muerte. Cuando el paciente se está muriendo debido a una de estas infecciones, casi siempre se le puede mantener sin sufrimiento usando dosis terapéuticas de morfina o de un sedante, sin antibióticos u otros tratamientos agresivos. Sinceramente, no recuerdo un solo caso de un paciente con demencia que tuviera una muerte muy dolorosa. El aspecto gratificante es que, una vez la muerte los lleva al cielo, acaba su sufrimiento.

¿Cómo podemos aumentar el bienestar del paciente en sus últimos días?

En determinado momento, a medida que progresa la demencia, todos los afectados deben aceptar que el objetivo de la asistencia es el bienestar, no la prolongación de la vida. Cuando llega esta situación, a menudo es correcto buscar la ayuda de un equipo asistencial de cuidados paliativos o de un médico especializado. Algunas comunidades disponen de servicios de cuidados paliativos solo para los pacientes hospitalizados, pero otras los ofrecen en instalaciones externas o incluso en el hogar del enfermo, por medio de una agencia de enfermería a domicilio. Este personal médico, como su contrapartida hospitalaria, es experto en el control de los síntomas. A diferencia de la residencia para enfermos terminales, pueden combinar el tratamiento para el bienestar con otro más agresivo cuando sea aplicable.

En el momento en que se decide no aplicar ningún tratamiento agresivo sino solo proporcionar aquel que haga que el paciente se sienta bien, lo mejor es pensar en una residencia para enfermos terminales. Las organizaciones de este tipo, que ahora están disponibles por todo el país, ofrecen asistencia profesional experta para los que agonizan en sus casas o, cuando sea necesario, en instalaciones residenciales, incluso los hogares de ancianos o los hospitales. A menudo se piensa, erróneamente, que la función de la residencia para desahuciados consiste en ayudarles a morir bien. No es cierto. Las clínicas para enfermos desahuciados pretenden conservar la calidad de vida del paciente hasta que fallezca. Esto lo expresó muy bien Dame Cicely Saunders, la médico británica fundadora de la primera clínica de este tipo, quien dijo: «Importas porque eres tú, e importas hasta el final de tu vida. Haremos todo lo que podamos no solo para ayudarte a morir en paz, sino para que vivas hasta que mueras».[39]

Al ingresar en una clínica para enfermos terminales, al paciente le visita regularmente una enfermera hospitalaria formada para ello, y cuando sea necesario también capellanes, trabajadores sociales, dietistas y entrenadores físicos. A menudo, estas organizaciones proporcionan ayudantes para el hogar durante algunas horas a la semana, para contribuir a hacer tareas como bañar, vestir y alimentar al paciente. Los programas están diseñados para aumentar paulatinamente el grado de respaldo y la frecuencia de las visitas hasta que fallezca el paciente, ofreciendo luego consejería durante el duelo de los seres queridos. Las organizaciones para enfermos terminales costean todos los medicamentos necesarios para la asistencia de la enfermedad terminal y proporcionan materiales como oxígeno, una cama de hospital o sillas equipadas con orinal para el hogar. Personalmente, considero que algunas de las normativas de Medicare relativas a los centros para enfermos terminales son un tanto frustrantes cuando abordan la demencia. La más onerosa es la «regla

---

39. Dame Cicely Saunders (1918–2005), citada en «Death, Suffering, and Euthanasia», página de la Internet de College of Family Physicians of Canada, consultada 22 mayo 2016, http://www.ncbi.nlm.nih.gov/pmc/articles/PMC2902937/.

de los seis meses». Para ser candidatos a la asistencia en el centro, el equipo médico debe certificar que la esperanza de vida es inferior a seis meses. Dado que la demencia presenta una tasa de supervivencia tan variable, con frecuencia es imposible predecir la muerte con seis meses de antelación. Hay muchas ocasiones en las que una persona con demencia está bastante estable durante una temporada y luego, de repente, se deteriora y muere en cuestión de pocos días. Esto permite solamente un período muy breve en la residencia para enfermos terminales, y no ofrece al paciente sus máximos beneficios, que requieren un tiempo de convalecencia. Una frustración adicional es que, una vez en la institución, no se harán más pruebas al paciente. En términos generales, esta norma beneficia al paciente, pero ignora el hecho de que algunos resultados de pruebas sugieren mejores maneras de fomentar su bienestar.

Lo siguiente que se puede hacer para garantizar el bienestar al final de la vida es examinar toda la asistencia médica que recibe el paciente y suspender cualquier proceso que no contribuya a su bienestar inmediato. Esto se hace por rutina cuando se admite a alguien en un centro para desahuciados, pero puede que sea conveniente hacerlo antes. Puede que ya no sea necesario medicar al paciente por un colesterol alto. Las tecnologías que preservan la vida, como los desfibriladores implantados, deberían desconectarse. Se pueden relajar ciertas normas. Puede estar bien dejar que los pacientes disfruten de un helado rico en grasas aunque tengan el colesterol alto. No hay que tratar agresivamente o ni siquiera controlar el índice de azúcar en sangre de un diabético. Quizá se pueda interrumpir la administración de insulina, y el paciente pueda disfrutar de alguna que otra barrita de caramelo o del pastel del que se había privado tanto tiempo. Seguramente se sentirán mejor si se mantienen activos físicamente, pero los paseos largos pueden ser superiores a sus fuerzas.

Los pacientes inquietos pueden empeorar cuando se acerque la muerte. Algunos de los medicamentos ansiolíticos muy potentes advierten de la posibilidad de muerte súbita, lo cual puede inducir al equipo médico a abstenerse de utilizarlos. No está claro si tales fármacos aumentan el riesgo de muerte; muchos expertos y estudios científicos aseguran que no es así. Cuando alguien agoniza debido a una demencia avanzada y se pone muy agitado, quizá lo mejor sea ignorar esas advertencias, recetar los medicamentos y beneficiarse del alivio que proporcionan. También puede ser el momento adecuado para interrumpir la medicación contra la demencia, a menos que el paciente empeore claramente sin ella.

La asistencia paliativa debe incluir siempre la oración, aunque esta puede adoptar una forma distinta a las de una época anterior. En lugar de pedir a Dios la sanidad y una prolongación de la vida, podemos empezar a rogarle que se lleve a nuestro ser querido con Él en paz.

Otro proceso que he constatado que alivia el sufrimiento al final de la vida es cuando los seres queridos, sobre todo el cuidador, dan al moribundo el permiso para dejar de luchar por la vida. Está claro que quienes padecen las últimas fases de la demencia quizá no entiendan lo que se les dice, pero vale la pena pensar que sí lo hacen.

Cuando nuestra meta es permitir que un paciente con demencia muera cómodamente en su casa, una dificultad que puede surgir es la incapacidad de controlar los síntomas. El dolor no se puede controlar; el acto de respirar se convierte en un proceso inaceptablemente laborioso; es posible que las náuseas y los vómitos no se puedan tratar. Si después de haber hecho todo lo posible en el hogar la víctima sigue sufriendo mucho, puede ser necesario llamar y hacer que transporten al paciente a un hospital. Si llamas solicitando ayuda, asegúrate de tener muy a mano el documento «no reanimar», de modo que el personal de emergencias no inicie procedimientos de resucitación. Nos guste o no, a veces el hospital es el lugar idóneo para que fallezca una persona.

Hay veces en que resulta complicado determinar lo rápido que llegará la muerte. Una de las ventajas de estar en un centro para enfermos terminales es que las enfermeras tienen experiencia para predecir con exactitud ese momento. Cuando la muerte parece inminente en las próximas veinticuatro horas, es hora de que la familia se reúna en torno a la cama del moribundo. Puede que les ayude recordar sucesos y anécdotas compartidas, saboreando las cosas buenas del pasado. Está bien que los seres queridos aseguren repetidamente al moribundo que le quieren y que le están agradecidos por las bendiciones compartidas con el paso de los años. Lo ideal es que esta conversación haya tenido lugar mucho tiempo antes, pero, si no es así, puede que este sea el momento de decir: «Perdóname», o: «Te perdono». También es el momento de expresar amor unos por otros. Pon música suave y apaga el televisor; pueden plantearse cantar juntos, leer las Escrituras y orar. Entreguen al moribundo al Señor y admitan que nuestro Señor Jesús está allí en ese momento sagrado. Recuerda: «Aunque ande en valle de sombra de muerte, no temeré mal alguno, porque tú estarás conmigo» (Sal. 23:4). Nuestro Buen Pastor está justo al lado de la cama.

¿Qué decir del suicidio asistido y de la eutanasia?

Actualmente, en algunos estados de los Estados Unidos es legal el suicidio asistido por médicos, y en cada estado existen iniciativas para legalizarlo. La eutanasia, aunque en Estados Unidos no es legal, se permite en algunos países de Europa y de Sudamérica, y en muchos otros se está planteando seriamente la posibilidad de admitirla. El suicidio asistido y la eutanasia suelen presentarse como una forma de ofrecer consuelo y garantizar una muerte sin dolor. Muchos cristianos afectados por la demencia, ya sea como pacientes o como cuidadores, se sentirán tentados a ir por esta opción a medida que vean cómo empeora su estado, relativamente desesperado. Quienes tienen demencia temen perder el control de sus vidas y quieren librar a sus familias y a sus cuidadores de la carga que supone cuidarles. Quizá entiendan también que las leyes actuales exigen que la petición de suicidio asistido la hagan individuos que conozcan y entiendan lo que están haciendo, y que si esperan demasiado tiempo pueden carecer de la capacidad cognitiva de cumplir estos requisitos. Hemos de mostrar empatía hacia los que desean el suicidio asistido, pero debemos recordarnos que todas las personas son creadas a imagen de Dios y que este ha puesto su sello de protección sobre toda vida humana. El principio que hallamos en Génesis 9 está claro: «Porque ciertamente demandaré la sangre de vuestras vidas; de mano de todo animal la demandaré, y de mano del hombre; de mano del varón su hermano demandaré la vida del hombre. El que derramare sangre de hombre, por el hombre su sangre será derramada; porque a imagen de Dios es hecho el hombre» (Gn. 9:5-6). Además, no hay duda de que en este caso es aplicable el sexto mandamiento: «No matarás» (Éx. 20:13). A medida que maduremos en Cristo debemos desear entregar más el control de nuestras vidas a Él, poniendo nuestra confianza implícita en su persona. La opción del suicidio asistido o de la eutanasia es justo lo contrario. Supone decir: «No voy a confiar en que Dios hará lo mejor. Solo yo sé qué es lo mejor para mí, y pienso hacerlo». Esta forma de pensar contradice nuestra fe.

El destino final de los cristianos con demencia

Ahora que nos acercamos al final de nuestras reflexiones sobre cómo se puede honrar a Dios mediante la experiencia de la demencia, debemos pensar en el destino final de los que han padecido esta enfermedad devastadora. En el caso de un seguidor de Jesucristo, lo importante no es lo que sucede antes de la muerte, sino lo que hay después de ella. Medita en las siguientes palabras de las Escrituras hasta que te induzcan a adorar a nuestro gran Dios, que puede usar la tragedia de la demencia para recibir honra.

Tras la muerte, todos los creyentes irán a la presencia de Dios:

> Así que vivimos confiados siempre, y sabiendo que entre tanto que estamos en el cuerpo, estamos ausentes del Señor (porque por fe andamos, no por vista); pero confiamos, y más quisiéramos estar ausentes del cuerpo, y presentes al Señor (2 Co. 5:6-8).

> No se turbe su corazón; crean en Dios, crean también en Mí. En la casa de Mi Padre hay muchas moradas; si no *fuera así*, se lo hubiera dicho; porque voy a preparar un lugar para ustedes. Y si me voy y les preparo un lugar, vendré otra vez y los tomaré adonde Yo voy; para que donde Yo esté, *allí* estén ustedes también (Jn. 14:1-3, NBLH).

Ya no habrá más enfermedad ni muerte:

> Enjugará Dios toda lágrima de los ojos de ellos; y ya no habrá muerte, ni habrá más llanto, ni clamor, ni dolor; porque las primeras cosas pasaron (Ap. 21:4).

Nuestros cuerpos serán transformados:

> [Jesucristo] transformará el cuerpo de la humillación nuestra, para que sea semejante al cuerpo de la gloria suya, por el poder con el cual puede también sujetar a sí mismo todas las cosas (Fil. 3:21).

Nuestras mentes serán perfeccionadas:

> Ustedes, en cambio, se han acercado al Monte Sion y a la ciudad del Dios vivo, la Jerusalén celestial, y a miríadas de ángeles, a la asamblea general e iglesia de los primogénitos que están inscritos en los cielos, y a Dios, el Juez de todos, y a los espíritus de los justos hechos *ya* perfectos (He. 12:22-23, NBLH).

El sufrimiento será sustituido por la gloria:

> Pues tengo por cierto que las aflicciones del tiempo presente no son comparables con la gloria venidera que en nosotros ha de manifestarse (Ro. 8:18).

En un solo cuerpo, rodearemos el trono de nuestro Señor Jesús y le daremos el honor que tanto merece:

> Y cantaban un nuevo cántico, diciendo: Digno eres de tomar el libro y de abrir sus sellos; porque tú fuiste inmolado, y con tu sangre nos has redimido para Dios, de todo linaje y lengua y pueblo y nación; y nos has hecho para nuestro Dios reyes y sacerdotes, y reinaremos sobre la tierra (Ap. 5:9-10).

Entre esa inmensa multitud estarán muchos que habrán padecido la devastación de la demencia mientras estaban en el mundo. Se hallarán plenamente restaurados, junto con los que cuidaron de ellos de forma altruista. Ahora, por fin, serán capaces de honrar plenamente a Dios.

Oración

Padre celestial, te doy las gracias por tu amor y tu poder, y porque me permites experimentarlos. Señor, entiendo que la demencia puede ser una tragedia, pero al mismo tiempo admito que Tú tienes el control y que, al final, obtendrás la victoria sobre todas las cosas, incluso la demencia. Dame la fe para ver tu bondad; ayúdame a experimentar la demencia de un modo que te honre. Ruego esto para mi bienestar y para tu gloria. Amén.

Agradecimientos

Un libro como este no lo puede escribir alguien sin ayuda, sino que es resultado de muchas interacciones y de un arduo trabajo por parte de muchos. Tengo una gran deuda con quienes me han enseñado mucho sobre la demencia, tanto pacientes como cuidadores. Muchos de ellos han sido ejemplos de cómo experimentar la demencia y honrar a Dios. Mis compañeros y el personal de Zion, Illinois, me han demostrado una paciencia increíble, como lo han hecho con las numerosas personas a las que hemos servido con el paso de los años. Estoy especialmente agradecido al Dr. Charles «Chick» Sell, que ha sido una fuente constante de ánimo. Chick y Lydia Brownback, la editora de Crossway, han sido una ayuda excelente para convertir la «jerga médica» en un lenguaje asequible. Me ha resultado especialmente útil la revisión exhaustiva del manuscrito que hizo una de mis ex colegas, la doctora Lynnelle Flores. La enfermera registrada de práctica avanzada (APRN) Mary Lewis, amada hermana en Cristo en New Haven, ha trabajado estrechamente con pacientes afectados de demencia en el Adler Center de Yale, y me ha ofrecido unos consejos y unas críticas estupendos, como lo hizo el Dr. Benjamin Mast. Estoy agradecido a todos ellos, y sé que los lectores también lo estarán.

Mis padres, Bob y Lois, y mi suegra, Edna Duenckel, sufrieron demencia. Me enseñaron algunos de los aspectos humanos de esta dolencia y, aunque ahora se regocijan con su Señor en el cielo, sé que les hubiera encantado que su experiencia resultase útil para otros y pudiera glorificar a su Señor.

Dorothy ha sido mi compañera en esta vida y mi fuente de ánimo durante cuarenta y cinco años. A ella le debo mucho. Dorothy significa «don de Dios», y sin duda lo es para mí. También ha hecho bastantes contribuciones al texto.

Estoy agradecido por la sabiduría de las Escrituras, que he intentado aplicar al reto de la demencia. Por encima de todo, doy gracias a Dios por su amor y por la manera en que me lo ha revelado en la persona de Jesucristo. «Porque de él, y por él, y para él, son todas las cosas. A él sea la gloria por los siglos. Amén» (Ro. 11:36).

Apéndice

Carta a mi familia

Querida Dorothy, y todos los demás que tengan que cuidarme en el futuro:

Como saben, durante los últimos años he estado reflexionando mucho sobre el tema de la demencia. Aunque ahora estoy bien de salud, soy consciente de que en el futuro puedo contraer demencia. Si sucede esto, quiero dejarles algunas pautas para que sepan cómo cuidarme.

Primero, quiero que se sientan totalmente libres para aplicar estas sugerencias como les parezca prudente en el futuro. No pretendo establecer normas que no puedan cambiarse. Además, si toman decisiones que más tarde les parecen equivocadas, quiero que sepan que les perdono y que no quiero que se sientan culpables por haberlo hecho.

Espero que, durante las primeras fases de la demencia, tengan paciencia conmigo, se tomen un tiempo para averiguar qué puedo hacer, y me animen a hacer todo lo posible por mí mismo y por otros. Siéntanse con libertad para dar a conocer mi diagnóstico a aquellos a quienes influyan directamente mis limitaciones, pero prefiero que no se enteren todos mis asociados, dado que el hecho de saber que tengo demencia podría alterar significativamente su manera de relacionarse conmigo. Aún quiero sentir que mi vida tiene sentido y, en cierto grado, me gustaría ayudar a otros. Si insisto en hacer cosas que entrañen peligro para mí, les ruego que me dejen correr ciertos riesgos. Si al hacerlas pongo en peligro a otros (quizá conduciendo un vehículo cuando ya no estoy en condiciones), sean firmes cuando me prohíban hacerlo.

Espero que, a medida que progrese mi demencia, sigan queriendo pasar tiempo conmigo, e incluso, si piensan que no recordaré el tiempo que compartamos, sean conscientes de que habré disfrutado del momento. Ayúdenme a seguir conectado con mi pasado por medio de anécdotas y de imágenes. Espero que organicen las cosas para que pueda escuchar la Biblia leída, y también los viejos himnos que me gustan. Háblenme del Señor, de su cruz y de su resurrección. Hablen a menudo del cielo y de lo que será entrar en la presencia de Dios. Para que pueda sentir el amor de ustedes no dejen de abrazarme.

Si vivo hasta una etapa avanzada de la demencia, sigan pasando tiempo conmigo siempre que puedan. No se sientan culpables si deciden que me cuidarán mejor fuera de casa. Dorothy, quiero que sepas lo agradecido que estoy por los dones que Dios te ha concedido para que le sirvas. Quiero que sigas haciendo esas cosas, y no quiero que el tiempo que me dediques te impida cumplir tus otros llamados. Lo mismo es válido para mis cuatro hijos y para todos mis nietos.

Siempre que sea posible, quiero sentirme bien con la ayuda de medicación, pero nunca inicien un tratamiento destinado a prolongar mi vida. Si dejo de comer, no quiero que me alimenten con fluidos o comidas artificiales; pero sigan ofreciéndome comida. No me den medicamentos por una infección a menos que esta me provoque sufrimiento. Por favor, si es posible no me ingresen en un hospital. Siempre me han gustado las residencias de desahuciados, y me encantaría que me cuidasen esas personas excelentes que trabajan en ellas.

Sé que cuidar a un paciente con demencia es un trabajo muy duro. Si en algún momento lo complico más, les ruego que me perdonen. Confío en que Dios les conceda la gracia necesaria para culpar a la demencia y no a mí. Saben que les amo y que, si pudiera, les daría las gracias una y otra vez por el servicio de amor de ustedes hacia mí.

Doy gracias a Dios porque, independientemente de lo que le pase a mi mente y a mi cuerpo en esta tierra, Él me llevará para estar a su lado y, una vez allí, esperaré el momento de reunirme contigo, mi amada esposa, y con el resto de mi familia en la presencia de Cristo, con cuerpos y almas plenamente redimidos y restaurados a imagen de Dios.

Con amor,
John

Lecturas recomendadas

Perspectivas cristianas sobre la demencia

Davis, Robert. *My Journey into Alzheimer's Disease: Helpful Insights for Family and Friends*. Wheaton, IL: Tyndale, 1989.

Un libro perspicaz escrito por un pastor y su esposa durante las etapas iniciales y medias de la demencia de él. Dan una idea de lo que es experimentar la demencia.

Johnson, Richard. *How to Honor Your Aging Parents: Fundamental Principles of Caregiving*. Liguori, MO: Liguori, 1999.

Una mirada útil a la base bíblica para la relación que debe existir entre los hijos adultos y sus padres ancianos. Aunque no explícitamente sobre la demencia, es aplicable en gran parte.

Keck, David. *Forgetting Whose We Are: Alzheimer's Disease and the Love of God*. Nashville: Abingdon Press, 1996.

Keck reconoce las inquietantes cuestiones teológicas con las que enfrentamos la demencia y presenta algunas perspectivas con bases bíblicas.

Kilner, John. *Dignity and Destiny: Humanity in the Image of God*. Grand Rapids, MI: Zondervan, 2015.

Este teólogo y bioeticista ha examinado exhaustivamente cada uno de los pasajes bíblicos que se relacionan con la imagen de Dios y arguye que todos los seres humanos están hechos a imagen de Dios, un hecho que no cambió con la caída.

Mast, Benjamin. *Second Forgetting: Remembering the Power of the Gospel during Alzheimer's Disease*. Grand Rapids, MI: Zondervan, 2014.

Entre los recursos existentes, este psicólogo clínico y miembro de la facultad de la Universidad de Louisville, Kentucky, hace quizá el mejor trabajo de combinar una teología bíblica sólida con la experiencia clínica práctica en el cuidado de personas con demencia.

McKim, Donald K., ed. *God Never Forgets: Faith, Hope and Alzheimer's Disease*. Louisville: Westminster John Knox, 1997.

Una serie de ensayos que enfatizan la esperanza disponible para quienes están involucrados con la demencia. Particularmente útil es el último capítulo de Stephen Sapp.

McQuilkin, Robertson. *A Promise Kept*. Wheaton, IL: Tyndale, 1998.

La historia edificante de un amor que madura a través del curso de la demencia.

Sapp, Stephen. *When Alzheimer's Disease Strikes*. Palm Beach, FL: Desert Ministries, 2002.

Un libro corto que analiza particularmente el efecto que tiene la enfermedad de Alzheimer en otros.

Swinton, John. *Dementia: Living in the Memories of God*. Grand Rapids, MI: Eerdmans, 2012.

Un libro que proporciona una mirada teológica seria a los problemas de la demencia, con una útil lectura de antecedentes que nos permite reconocer algunos de los propósitos de Dios en la demencia.

Perspectivas seculares

Angelica, Jade. *Where Two Worlds Touch: A Spiritual Journey through Alzheimer's Disease*. Boston: Skinner House, 2014.

Una hija alejada viene a casa para cuidar a su madre con Alzheimer, y la relación y el amor entre ellas crecen con los años.

Bell, Virginia y David Troxel. *A Dignified Life: The Best Friends Approach to Alzheimer's Care*. Edición revisada. Deerfield Beach, FL: Health Professionals Press, 2012.

El enfoque de «mejores amigos» para el cuidado de personas con demencia se utiliza en muchas instalaciones de tratamiento por todo el país. Se basa en la premisa de que la dignidad de los pacientes con demencia puede y debe ser respetada.

Coste, Joanne Koenig. *Learning to Speak Alzheimer's: A Ground-breaking Approach for Everyone Dealing with the Disease*. Nueva York: Houghton Mifflin Harcourt, 2003.

Ofrece algunas sugerencias muy útiles sobre cómo relacionarse con lo que dicen los pacientes con demencia y cómo tratarlos como personas completas.

Genova, Lisa. *Siempre Alicia*. Barcelona: Ediciones B, 2015.

Una novela que narra la experiencia de un profesor brillante entrando y pasando por una demencia de inicio temprano. Lanzada como una película en el 2015; bien vale la pena verla. La película se titula *Siempre Alice* en español

Ghent-Fuller, Jennifer. *Thoughtful Dementia Care: Understanding the Dementia Experience*. CreateSpace Independent Publishing Platform, 2012.

Una enfermera experimentada en el cuidado de la demencia analiza cómo los diversos aspectos de la pérdida de la memoria nos ayudan a entender el mundo de la demencia, y así entrar de manera más satisfactoria en ese mundo y brindar una atención compasiva y amorosa. Lleno de sugerencias prácticas.

Kitwood, Tom. *Dementia Reconsidered: The Patient Comes First.* Nueva York: McGraw-Hill, 1997.

Uno de los primeros libros en enfatizar el valor de las víctimas de la demencia como personas e indicar maneras de preservar la dignidad de ellas.

Mace, Nancy y Peter Rabins. *El día de 36 horas: Una guía práctica para las familias y cuidadores de enfermos de Alzheimer y otras demencias seniles.* Barcelona: Paidós, 2010.

Un texto clásico para cuidadores; repleto de consejos prácticos.

Phelps, Rick y Gary Joseph LeBlanc. *While I Still Can: One Man's Journey through Early-Onset Alzheimer's Disease.* Bloomington, IN: Xlibris, 2012.

Un relato de primera mano de los retos de la demencia, con comentarios de diez años como cuidador de su propio padre con demencia. Muchas perspectivas útiles.

Post, Stephen. *The Moral Challenge of Alzheimer Disease.* Baltimore, MD: Johns Hopkins University Press, 1995.

Una consideración exhaustiva de los retos morales de la enfermedad de Alzheimer, que incluye tratar a las víctimas como personas, dilemas diagnósticos y decisiones sobre el final de la vida.

Sitios en la Internet

Asociación de Alzheimer. http://www.alz.org/?lang=es-MX.

Un sitio en la Internet bien hecho de la Asociación de Alzheimer. Incluye una serie de datos y cifras, junto con artículos y ayuda práctica.

Virginia Bell y David Troxel en «Best Friends Approach to Alzheimer's Care». http://bestfriendsapproach.com.

Explica la filosofía tratada en Bell y Troxel. *A Dignified Life: The Best Friends Approach to Alzheimer's Care.* Edición revisada. Deerfield Beach, FL: Health Professions Press, 2012.

Recursos sobre el sufrimiento

Hay muchos libros excelentes que consideran una visión bíblica del sufrimiento. Tres de mis favoritos son:

Carson, D. A. *¿Hasta cuándo, Señor?: Reflexiones sobre el sufrimiento y el mal.* Barcelona: Publicaciones Andamio, 2012.

Un erudito del Nuevo Testamento discute perspectivas bíblicas sobre el sufrimiento.

Keller, Timothy. *Caminando con Dios a través del dolor y el sufrimiento.* Medellín: Poiema, 2019.

Excelente desde el punto de vista bíblico y útil para la labor pastoral.

Tada, Joni Eareckson y Steve Estes. *Cuando Dios llora: por qué nuestros sufrimientos le importan al Todopoderoso.* Miami, FL: Editorial Vida, 2000.

Joni, con el pastor Estes, relata la trágica historia de Joni, mientras desarrolla una comprensión muy bíblica de la providencia de Dios en nuestro sufrimiento.

Recursos para un entendimiento cristiano ante el fin de la vida

Dunlop, John. *Finishing Well to the Glory of God: Strategies from a Christian Physician.* Wheaton, IL: Crossway, 2011.

Particularmente relevantes son los capítulos que tratan sobre el sufrimiento, el uso de la tecnología y la preparación para la muerte.

Howard, Deborah. *Sunsets: Reflections for Life's Final Journey*. Wheaton, IL: Crossway, 2005.

Una enfermera de un hospicio explica e ilustra cómo podemos llegar al final de la vida con aceptación y paz.

Moll, Rob. *The Art of Dying: Living Fully into the Life to Come*. Downers Grove, IL: InterVarsity Press, 2010.

Un periodista aplica a la escena contemporánea la antigua tradición de buscar una buena muerte.

Verhey, Allen. *The Christian Art of Dying: Learning from Jesus*. Grand Rapids, MI: Eerdmans, 2011.

Un teólogo discute lo que significa morir fielmente, recurriendo en gran medida a la antigua tradición de *Ars moriendi*. Escribe en el contexto de su propia enfermedad terminal.

Índice general

Adán y Eva, 124; caída de, 26; creación de, 110
adultos, programas de cuidado diurno, 95
adultos mayores, y las cuatro «D», 15
alma, el, 30, 135
Alzheimer, Alois, 37
Alzheimer, Asociación de, 92, 94; diez signos y síntomas tempranos de demencia, 47; sitio web de «Singing for the Brain», 114n19; tarjetas informativas sobre la demencia, 54
amor, 89-90, 133-34; amar a Dios y al prójimo, 144; y la oración, 159; el verdadero amor bíblico tal como se expresa más plenamente en el comportamiento responsable y el sacrificio personal, 90. *Véase también kjésed* (hebreo: amor inquebrantable, misericordia)
ansiedad, 33-34
anticoagulantes, 62; warfarina (Coumadin), 62
antidepresivos, 59; antidepresivos tricíclicos, 59; citalopram (Celexa), 56, 61; mirtazapina, 59; sertralina (Zoloft), 56; trazadona, 59
atención médica, objetivos de: curar, 172; estabilizar, 172; preparar, 172

Buber, Martin, 108
buen samaritano, parábola del, 118.

caída, la, 26-27, 106. *Véase también* pecado.
Callahan, Daniel, 173
centros para enfermos terminales, 178-79; y la «regla de los seis meses» de Medicare, 180; y la predicción de muerte inminente, 181; y la preservación de la calidad de vida hasta que la gente muera, 179; y la provisión de medicamentos y equipamiento hospitalario, 179
cerebro, el, 32; áreas de funcionamiento cerebral normal, 34; el envejecimiento de un cerebro sano, 32-34; problemas estructurales en (*véanse* tumores cerebrales; hidrocefalia de presión normal; hematomas subdurales)
compasión, 64
confianza, 163; en Dios, 24; en el Espíritu Santo, 101; y la oración, 160-62.
cuidadores, 18; y el agotamiento, 93; y depresión, 83, 100; estadísticas sobre, 76, 81; y falta de apoyo, 81; y el miedo, 84; retos para, 75-76, 80-81 (*véanse también* demencia, comportamientos de las personas con demencia)
cuidadores, ayuda para: aprender todo lo posible sobre la demencia, 92; asegurar que se satisfagan sus propias necesidades, 93-94; buscar a Dios para facilitar el

cuidado amoroso, 90-92; orar, 92; pasar tiempo leyendo la Biblia, 92-93; reconocer cuándo es el momento de obtener ayuda, 96-100; recordar que el cuidado es un llamado al amor, 89-90; recordar que el cuidado es un llamado a servir, 87-89
cuidadores, desgaste: como una indicación de que es hora de buscar ayuda, 96; económico, 83; emocional, 83-84; espiritual, 84; físico, 81; mental, 82; social, 82
cuidadores independientes, 94; desventajas de, 94
cuidadores, recursos disponibles para. *Véanse* agencias/auxiliares de salud en el hogar; ayudantes independientes; hogares de ancianos ; iglesia, la, y cuidadores; programas de cuidado diurno para adultos; residencias asistidas
cuidadores y recompensas por el cuidado: afirmación del paciente, 101; crecimiento en confianza, 101; Dios está transformando el carácter del cuidador, 101; recompensas eternas, 101-104; saber que estás haciendo lo que está bien, 100; siguiendo los pasos de Jesús, 100
creación: y la distinción creador-creación, 25; como buena, 24, 106; los seres humanos como punto culminante de la creación, 25.

Davis, Betty, 166
Davis, Robert, 29, 71, 138, 141, 151
delirio, 34
degeneración frontotemporal (DFT), 38, 122, 177; cambios en el habla y la conducta en 37; el desconocimiento de la víctima, 38; y esperanza de vida, 37; y falta de perspicacia, 68; formas de, 38; tratamiento de, 60
demencia, 14; y actividades de la vida diaria, 123; un acercamiento cristiano a la demencia, 18-19; comunidad de, 11, 16; y decisiones médicas a lo largo de la demencia, 171-77; definición de, 14; diez signos y síntomas tempranos de 47; efectos de la espiritualidad, 57, 70, 71; como enfermedad, 35, 107; como enfermedad terminal, 177; estigma social de, 54; y falta de inhibición, 68, 78, 134, 140; impacto económico de, 16; las experiencias y emociones de la demencia grave, 72-73; las experiencias y emociones de la demencia moderada, 70-72; las experiencias y emociones de la demencia de etapa temprana a intermedia, 65-68; miedo a, 15; nivel de percepción, 68; y pena, 69; y la reducción del mundo personal, 65-66, 127; retos de, 15; y el riesgo de caídas, 56
demencia, comportamientos de quienes padecen demencia: acusaciones, 78; alteraciones del sueño, 79; anhelo de sentido, 80; apatía, 78; apego extremo, 79; conductas extrañas al tratar de comunicarse, 120; desinhibición, 68, 78, 140; dificultad para comunicarse, 79; falta de gratitud, 78; incertidumbre, 77; ira, 76-77, 134; lentitud, 78, 127; rabietas, 79, 134; síndrome crepuscular, 79; y suciedad, 80

demencia, crecimiento por medio de
la experiencia de: crecimiento en
el cuidador, 165-66; crecimiento
en la comunidad, 166;
crecimiento en la iglesia, 166;
crecimiento en la persona con
demencia, 163-65. *Véase también*
oración
demencia, y cuestiones relativas
al final de la vida: aumentar
el bienestar del paciente en los
últimos días, 178-82 (*véanse
también* centros para enfermos
generales, servicios de cuidados
paliativos); colocación de un tubo
de alimentación, 175-176; cómo
tienden a morir las personas con
demencia, 178; decisiones médicas
a lo largo de la demencia, 171-77;
el destino final de los cristianos
con demencia, 183-85; suicidio
asistido y eutanasia, 182-83
demencia, diagnóstico de, 41;
análisis de sangre, 48; biopsia
de cerebro, 48; cuando se debe
diagnosticar la demencia, 41,
49-51; diagnóstico temprano,
41; electrocardiograma, 48;
evaluación cognitiva, 48, 51;
examen médico general, 48;
historia detallada, 48; y negación
sobre la enfermedad, 45; pruebas
genéticas, 49; razones del
diagnóstico tardío, 46; resonancia
magnética, TAC o TEP, 48
demencia, formas de. *Véanse*
degeneración frontotemporal
(DFT); demencia con cuerpos de
Lewy; demencia de Parkinson;
demencia pugilística; demencias
infecciosas; demencias mixtas;
demencias neurodegenerativas;
demencias vasculares;
encefalopatías; enfermedad
de Alzheimer; enfermedad
de Huntington; hematomas
subdurales; hidrocefalia de
presión normal
demencia, lo que debe hacerse
después del diagnóstico: designar
a alguien para tomar decisiones
médicas, 51; designar a alguien
que se ocupe de las finanzas
del paciente, 53; designar a un
cuidador principal, 51; designar
poderes legales para decisiones
médicas, 52; hablar con el
médico, 53; informar a todos los
que están en contacto cercano
con el paciente, 54; preparar
una directiva anticipada, un
testamento en vida y una orden
de «no resucitar» / POLST (orden
de un médico para un tratamiento
de soporte vital), 53, 173; reunir
a los miembros de la familia y
amigos cercanos para hablar
sobre los cuidados del paciente,
51-53; prepararse espiritualmente,
53; un testamento en vida, 53
demencia, prácticas en el estilo
de vida que pueden empeorar
la demencia: abuso verbal, 59;
alcohol, 58; anestesia, 58; estrés
y falta de sueño, 58; fármacos,
58; nivel de oxígeno crónicamente
bajo, 58; tabaco, 58; tratamientos
excesivos de la hipertensión o la
diabetes, 58; viajes o estancias en
el hospital, 59
demencia, prácticas en el estilo de
vida que reducen el impacto de
la demencia: corregir la vista y
el oído, 57, 121; dieta, 56, 131;

ejercicio, 56, 131; mantener un
programa regular de actividades,
57, 132; medicación para
dolencias relacionadas, 56;
participación social, 57; usar el
cerebro, 57; vida espiritual, 57
demencia, satisfacer las necesidades
emocionales de las personas con
demencia, 133-34; amor, 133-34;
emociones negativas y rabietas,
79, 134; emociones positivas, 134
demencia, satisfacer las necesidades
espirituales de las personas con
demencia, 57, 135-40, 150-52;
animarlos a servir, 139, 151-
52; centrarse en el cielo, 137;
centrarse en la cruz, 137; grupos
de apoyo, 92, 152; hablar sobre
el Señor, 136-37; lidiar con
situaciones espirituales difíciles,
140-41; orar juntos, 57, 138, 152;
programar regularmente visitas
domiciliarias de líderes de la
iglesia y el equipo pastoral, 152;
reconocer su necesidad de adorar
a Dios y ofrecer alternativas
a los cultos grandes, 150-51;
recordarles que Dios no los ha
olvidado, 136; usar himnos que
ellos conocen, 114, 139; usar las
Escrituras, 111, 138
demencia, satisfacer las necesidades
físicas de las personas con
demencia, 130-32; apariencia
física, 131; comodidades
básicas, 131; dieta, 56, 131;
ejercicio, 56, 131; enfermedades
y enfermedades crónicas, 130;
placer, 132
demencia, satisfacer las necesidades
sociales de las personas con
demencia, 132-33; lidiar con los

errores y las limitaciones, 132;
presencia, 118-19, 138; relaciones
sexuales, 133
demencia, tratamiento de:
tratamiento de demencias
degenerativas, 59-61; tratamiento
de las demencias vasculares,
61-62; tratamiento de otras
demencias, 62
demencia con cuerpos de Lewy, 38;
tratamiento de, 61
demencia de Parkinson, 39
demencia frontotemporal. *Véase*
degeneración frontotemporal
(DFT)
demencia pugilística, 39
demencias infecciosas, 39;
enfermedad de Creutzfeldt-Jakob,
39; sífilis, 39; VIH/SIDA, 39
demencias mixtas, 40
demencias neurodegenerativas, 38.
Véase también enfermedad de
Alzheimer
demencias vasculares, 39; y
embolias, 39; y fibrilación atrial,
61-62; y prácticas del estilo de
vida, 56-59; y prevención de
embolias, 61; progresión de forma
escalonada, 36
depresión, 33, 34; en cuidadores, 83,
100
deterioro cognitivo importante.
Véase demencia
deterioro cognitivo leve (DCL),
36; DCL amnésico, 36; DCL no
amnésico, 36
dignidad, 11, 26; las fuentes de
dignidad varían de persona a
persona, 12; y la imagen de Dios,
11, 12, 16, 26; puntos de vista
comunes acerca de la, 11-12
dignidad, respetar la dignidad de

las personas con demencia, 57, 116-17; aprender a comunicarte, 119-21; aprender de Jesús, 117-18; ayudarlos a encontrar su potencialidad plena, 123-24;; ayudarlos a encontrar sentido, 124-26; centrarse en la persona, 119; entrar en su mundo, 126-28; maneras prácticas de respetar la dignidad, 127-28; y orientación de la realidad, 126-27; proteger su dignidad, 122-23; recuerda que aquellos con demencia siguen siendo personas completas, 107-8; regala tu tiempo, 118-19; respetar su autonomía, 121-122; y validación, 126

Dios: amor de, 89; como Creador, 24; como cuidador de un cuidador, 90-92; como el «Yo soy», 24, 109; Dios a veces opta por olvidar, 114; Dios ama y valora a las personas con demencia, 108; Dios es relacional, 109; Dios es todopoderoso, amoroso, soberano y eterno, 144-45; Dios responde a sensaciones agradables, 109; Dios tiene memoria perfecta, 114; Dios valora el momento presente, 110-11; Dios valora las emociones porque tiene emociones, 109-10; Dios valora nuestros intelectos, 108-9

Dios y la demencia, 23; confiar en Dios, 24; la demencia no formaba parte de la buena creación de Dios, sino que vino como consecuencia del pecado, 25, 106; Dios tiene un propósito en todas las cosas, 23-24; Dios usa lo malo para obtener algo bueno, 28; honrar a Dios a través de la demencia, 11, 25, 86, 105-15, 154, 156; el pecado condujo a la demencia, pero no redujo la imagen de Dios, 26-27; seremos como Dios, 28-30; todos los seres humanos son creados a imagen de Dios y son suyos por derecho de creación, 25-26; la vida no se centra en nosotros, sino en Dios, 24-25

directiva anticipada, 52, 174
duelo, 69; en cuidadores, 83; etapas de, 69-70
Dunn, Hank, 172n35

embolia, 39; y prevención de embolias, 61
encefalopatías, 39; causas de, 39
enfermedad de Alzheimer, 15, 36-38, 59; cambios microscópicos en el cerebro característicos de 37, 60; y la durabilidad de los recuerdos emocionales y procedimentales, 37; enfermedad de Alzheimer de inicio temprano, 38, 48; y esperanza de vida, 37; factores que determinan el impacto de, 38; y un diagnóstico «posible» o «probable» de, 48; tratamiento de, 60; tres etapas básicas de, 36
enfermedad de Huntington, 40; falta de tratamiento para, 62
esperanza, futuro, 29, 105, 137, 162-63, 183-85
espíritu, el, 135
Espíritu Santo, 19, 92, 101; confiar en el Espíritu Santo, 101; y la memoria, 113; y oración, 20
estimulantes, 56; metilfenidato (Ritalin), 56
eutanasia, 182-83

fibrilación atrial, 39, 61; y demencias vasculares, 61.
fruto del Espíritu: en aquellos con demencia, 164; en cuidadores, 165-66

Graham, Billy, 156
grupos de apoyo, 69, 92, 152, 154. *Véase también* Memory People

hematomas subdurales, 40; tratamiento de, 62
hidrocefalia de presión normal, 40; tratamiento de, 62
historias de la experiencia personal del autor: Alfredo García, 125; la cuñada del autor, 99; David y Dania, 31, 41-44, 55, 64, 75-76, 86, 106, 129-30, 142-43, 156-157, 168-69; Eduardo, 122; Elena, 79-80; Elisa y Francisca, 119; Ernesto, 45-46; Felicia, 73; Felo, 163; Hugo, 78; Jaime, 14, 81; Jésica, 12-13; Julia, 33; Julio y Rosaura, 116, 121; Liz, 53; Lourdes, 69; la madre del autor, 13, 37, 46, 71, 101, 124, 133, 139, 140, 141, 173; Margarita, 84; Natán y Susana, 123; el padre del autor, 53, 138; Ramón, 125; Ruth, 73; Sara, 44; la suegra del autor 70, 77, 118
hogares de ancianos, 95-96, 98; y cuidadores como visitantes y defensores, 99; elegir un lugar, 99; y Medicare, 96; partes interesadas en la decisión, 97-98; situaciones que pueden precipitar el ingreso a, 99; y Title 19, 96
humanos: como el punto culminante de la creación, 25; unidad de mente y cuerpo en, 25, 107, 135. *Véase también* imagen de Dios

iglesia, la, 142; como Dios ve la iglesia, 142
iglesia, la, y los cuidadores, 53, 96, 152-55; apoyo a la oración, 153; ayuda financiera, 154; bienvenida y aceptación, 152; consejo, 153; encomendar, 152; grupos de apoyo, 154; llevar un archivo de los servicios comunitarios, 153; mediación familiar, 154; ofrecer consuelo y ayuda en el hogar, 153; ofrecer transporte, 154; visitas pastorales, 152
iglesia, la, y preparación espiritual para los retos de la demencia, 54, 142; desarrollar una cultura de cuidado y servicio, 149; enseñar lo que significa ser plenamente humano, 148; enseñar proactivamente una teología del sufrimiento, 144-48; establecer firmemente a los cristianos en las prácticas de su fe, 143. *Véanse también* demencia, satisfacer las necesidades espirituales de las personas con demencia
imagen de Dios, 88, 107, 108, 116, 149; como constante, 29n5; y dignidad, 11, 12, 15, 26; efecto del pecado sobre la, 26-27; Jesús como la imagen exacta de Dios, 26; restauración de Dios de la, 28
inhibidores de la colinesterasa, 60-61; donepezilo (Aricept), 60; efectos secundarios de, 61; galantamina (Razadyne), 60; rivastagmina (Exelon), 61
ira: en aquellos con demencia, 76, 134; en cuidadores, 84

Jesús: crucifixión de, 88, 90, 146; como ejemplo de servicio altruista y amor, 18, 20, 100; como el gran médico, 117; como la imagen exacta de Dios, 26; como el «siervo sufriente» 100; la curación de Bartimeo por, 114-18; encarnación de, 126

Keller, Timothy, 28, 147, 164
Kilner, John, 88, 26n1
King, Martin Luther, Jr., 27
kjésed (hebreo: amor fiel, misericordia), 89-90, 93
Kübler-Ross, Elisabeth, 69

lesión cerebral, 15
llamado, 86; el cuidado como un llamado al amor, 89-90; el cuidado como un llamado a servir, 87-89

Mast, Benjamin, 136, 143, 143n26.
McQuilkin, Muriel, 90
McQuilkin, Robertson, 90
medicamentos: ansiolíticos, 180; antihistamínicos, 59; aspirina, 62; estatinas, 59; medicamentos para la presión sanguínea, 58; melatonina, 59; morfina, 178; para la incontinencia urinaria, 59; pastillas para dormir, 59; sedantes, 59, 176; tranquilizantes, 5;. *Véanse también* antidepresivos; anticoagulantes; inhibidores de la colinesterasa; memantina (Namenda); estimulantes
Medicare: y los costos de la asistencia de vida asistida, 96; y los costos de la atención domiciliaria, 95

memantina (Namenda), 61; como complementario a los inhibidores de la colinesterasa, 61; efectos secundarios de, 61
memoria, 111-13; la capacidad de recordar como un tema recurrente a lo largo de las Escrituras, 111-12; y demencia, 114-15; cómo Dios ayuda a su pueblo a recordar, 112-13; Dios tiene memoria perfecta, 114; limitaciones de, 110; memoria a corto plazo, 35; memoria a largo plazo, 35; memoria episódica, 35; memoria inmediata, 35; memoria procedimental, 35; y nuestra naturaleza pecaminosa, 113
Memory People, 123
mente, la, 32, 135
miedo: en cuidadores, 84; de demencia, 15; en aquellos con demencia, 134
muerte: morir sin hidratación artificial y nutrición, 175; cómo las personas con demencia tienden a morir, 178
muerte, perspectivas bíblicas sobre: el momento de nuestra muerte está bajo el control soberano de Dios, 171; la muerte es el resultado de la caída, 26; la muerte es tanto un enemigo como un enemigo derrotado, 169-70; la muerte llevará al creyente a la presencia de Dios, 171

Newton, John, 161

«Oh, Amor que no me dejarás», 103
olvido senil benigno (OSB), 33, 46
oración, 18, 20, 57, 62-63, 62-63, 90, 138-39, 152, 153, 181; acción

de gracias, 159; adoración, 159;
amor, 160; cómo responde Dios a
nuestras oraciones, 63; confianza,
160-62; esperanza, 162-163; y el
Espíritu Santo, 20; lamentar, 157;
pedir (lo que deberíamos pedirle
a Dios que logre a través de la
demencia), 157-58
orden de «no resucitar», 53, 181
orientación de la realidad, 126-28

Packer, J. I., 91
pecado, 26-27; su efecto sobre la
imagen de Dios, 26-27.
Phelps, Rick, 123, 141
poder notarial, 53; y
determinaciones «en beneficio»
del paciente, 52; y «juicio
sustitutivo», 52; otros nombres
para (responsable sustituto,
representante, representante
sanitario, abogado sanitario), 52
POLST (pedido médico para
tratamiento de mantenimiento de
la vida), 53
Post, Stephen, 107, 174
pruebas genéticas, 38, 49

redención, 28, 106
residencias asistidas, 95; y Medicare,
96
retraso mental. *Véase* trastornos del
desarrollo intelectual.

Sapp, Stephen, 135
Satanás, 141
Saunders, Cicely, 179

servicios de cuidados paliativos, 178
servicios de enfermería domiciliaria y
auxiliares de salud a domicilio, 94
sufrimiento. *Véase* teología del
sufrimiento.
suicidio, asistido, 182-83
Swinton, John, 146

Tada, Joni Eareckson, 28
teología del sufrimiento, 144-48;
a menudo, el sufrimiento y
la gloria están relacionados,
147-48; los creyentes deben
centrarse en la cruz antes que
en sus circunstancias, 146-47;
Dios es todopoderoso, amoroso,
soberano y eterno, 144-45; el
sufrimiento es la voluntad de Dios
para nosotros, 145; el sufrimiento
puede considerarse un privilegio
para el cristiano, 147; el
sufrimiento tiene un propósito,
145-46
testamento vital, 53
trastornos del desarrollo intelectual,
14-15
trastornos genéticos, 40. *Véanse
también* enfermedad de
Alzheimer, enfermedad de
Alzheimer de inicio temprano;
enfermedad de Huntington
tumores cerebrales, 40

Underhill, Evelyn, 161

validación, 126
vitaminas y suplementos, 56, 130

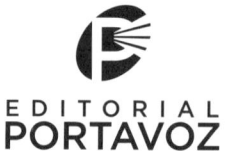

NUESTRA VISIÓN

Maximizar el efecto de recursos cristianos de calidad que transforman vidas.

NUESTRA MISIÓN

Desarrollar y distribuir productos de calidad —con integridad y excelencia—, desde una perspectiva bíblica y confiable, que animen a las personas a conocer y servir a Jesucristo.

NUESTROS VALORES

Nuestros valores se encuentran fundamentados en la Biblia, fuente de toda verdad para hoy y para siempre. Nosotros ponemos en práctica estas verdades bíblicas como fundamento para las decisiones, normas y productos de nuestra compañía.

- Valoramos la excelencia y la calidad.
- Valoramos la integridad y la confianza.
- Valoramos el mérito y la dignidad de los individuos y las relaciones.
- Valoramos el servicio.
- Valoramos la administración de los recursos.

Para más información acerca de nuestra editorial y los productos que publicamos visite nuestra página en la red: www.portavoz.com.